骨科金属内植物腐蚀
理论和技术

郑昱新　主编

科学出版社

北　京

内 容 简 介

在大部分医生和患者的眼中,骨科金属内植物取出是一项简单安全的手术,这种观念某种程度上导致手术潜在的风险被忽视。本书就骨科金属内植物取出的理论探讨、操作规范、困难与处理、并发症与处理进行了详细的描述,并介绍了微创在骨科金属内植物取出术中的应用,以及骨科金属内植物取出后的管理及法律法规。

本书由多位骨科一线医生结合自身经验,以及参考大量国内外文献编写而成,同时配有大量自绘、自拍的手术示意图,内容丰富,便于理解。本书可供广大骨科基层工作者,特别是低年资的骨科医生参考使用。

图书在版编目(CIP)数据

骨科金属内植物取出理论和技术/郑昱新主编.—
北京:科学出版社,2018.1
ISBN 978-7-03-054760-6

Ⅰ.①骨… Ⅱ.①郑… Ⅲ.①骨损伤-生物材料-金属材料-异物(人体部位)-外科手术 Ⅳ.①R683

中国版本图书馆 CIP 数据核字(2017)第 246694 号

责任编辑:闵 捷
责任印制:谭宏宇 / 封面设计:殷 靓

科学出版社 出版
北京东黄城根北街 16 号
邮政编码:100717
http://www.sciencep.com

南京展望文化发展有限公司排版
江苏省句容市排印厂印刷
科学出版社发行 各地新华书店经销

*

2018 年 1 月第 一 版 开本:B5(720×1000)
2018 年 1 月第一次印刷 印张:6
字数:88 000

定价:**45.00 元**
(如有印装质量问题,我社负责调换)

编辑委员会

主　编　郑昱新

副主编　刘印文

编　委　（按姓氏笔画排序）

史　萌　上海中医药大学附属曙光医院骨科

刘印文　上海中医药大学附属曙光医院骨科

孙　骏　上海中医药大学附属曙光医院骨科

杨柳青　安徽省宿松县中医院骨伤科

李志强　上海中医药大学附属曙光医院骨科

宋志鹏　上海中医药大学附属曙光医院骨科

张　健　上海中医药大学附属曙光医院骨科

张　琥　上海中医药大学附属曙光医院骨科

陈　羽　上海中医药大学附属曙光医院骨科

郑昱新　上海中医药大学附属曙光医院骨科

段敬瑞　上海中医药大学附属曙光医院骨科

顾小荣　江西省上饶市广丰区中医院骨伤科

顾新丰　上海中医药大学附属曙光医院骨科

谈绎文　上海中医药大学附属曙光医院骨科

龚韶华　上海中医药大学附属曙光医院宝山分院骨科

前　言

　　随着科学技术的发展和人民群众对骨科疾病治疗效果要求的不断提高，越来越多的骨科疾病因病情需要植入骨科金属内植物。按照传统和目前的医疗科学角度，不少患者病情恢复后需要取出植入的金属内植物。目前，国内尚无骨科金属内植物取出术例数的准确统计数字。经编者初步统计，上海中医药大学附属曙光医院(以下简称"我院")骨科金属内植物取出术约占整个骨科择期手术的 16％，占所有骨科手术的 5％，每年进行 200 多例骨科金属内植物取出术。据此可以推测，全国范围内骨科金属内植物取出术的例数是非常多的。

　　虽然骨科金属内植物取出术很常见，但是否所有金属内植物均需取出？什么情况需要取出？如何权衡金属内植物取出的利弊？如果长期存留金属内植物于体内，对人体会有什么影响？骨科医生们在这些问题上意见不一。目前尚未建立公认的金属内植物取出术的手术指征，也没有明确的数据表明哪些金属内植物是必须和适合取出的。

　　另外，除骨科金属内植物取出的直接费用外，还有其他间接的费用，甚至患者因骨科金属内植物取出而损失的工作时间、术后恢复所需要的营养条件等更没有相关的文献报道。一项对胫骨髓内钉取出术的研究发现，患者术后平均需要 11 天来恢复，考虑到目前临床上医疗资源较为紧张，对骨科金属内植物取出的卫生经济学评价也是非常重要的。

　　单从技术层面来看，一般认为相较于骨科其他手术，金属内植物取出是简单安全的手术，这也是大多数临床医生和患者的共识，但也恰恰是这种观念导致很多医生和患者在某种程度上忽视了金属内植物取出术的潜在风险。尤其是专业资质不够或低年资医生进行手术操作时,潜在的风险可能被放大。有报道指出,许多骨科金属内植物取出后出现的并发症多由低年资的医生操作所为。骨科金属内植物取出需要一定的技能和经验的积累,术前应充分地进行风险判断和准备,才能保证内植物取出的顺利实施。

很多骨科医生恐怕都会在骨科金属内植物取出手术中碰到无法取出的尴尬局面,更有未完全取出内植物的情况,造成不必要的医疗纠纷。然而编者查阅国内的文献,有关的文献屈指可数,也未见相关的著作,几本骨科权威书籍(如《实用骨科学》《骨科手术学》《AO内植物学》等)中的相关内容有的寥寥数语,有的只字未提。

由于编写人员的学识水平有限,难免存在片面、疏漏和不足之处,恳请广大读者和有关专家学者提出批评和建议,使本书的内容更加丰富完善。最终能为广大基层骨科工作者,特别是低年资的医生提供一些有益的帮助,编者及全体编写人员当为之欣慰。

本书的出版得益于中国科学出版社和上海浦卫医疗器械有限公司的大力协助和支持,在此表示衷心的感谢。书中部分内容和思路来源于医学教育网www.med66.com,网页上的作者无从查找,在此也向他们表示感谢。

主 编

2017 年 8 月

目　录

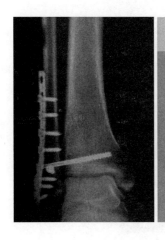

第一章
骨科金属内植物取出的
理论探讨

1958 年成立的 AO 内植物研究学会（*Arbeitsgemeinschaft für Osteosynthesefr agen*，AO）是权威的国际性学术组织（图 1-1），半个多世纪以来引领着骨折治疗的发展方向，该学会在 20 世纪 70 代末到 80 年代建议所有的骨科金属内植物均应取出，尤其是下肢。由于当时的金属内植物均为不锈钢材质，国际上亦广泛认同 AO 学会的意见。此后随着内植物材料学的进步，钛合金逐渐取代了不锈钢，而钛合金良好的生物相容性和生物力学特性使骨科金属内植物长期存留人体内成为可能。

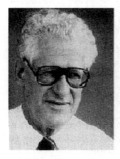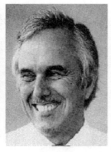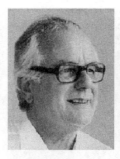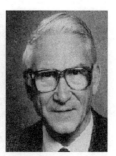

图 1-1 AO 内植物研究学会

注：AO 内植物研究学会是由 4 位瑞士骨科医生于 1958 年发起成立的，他们是 Maurice E. Müller，Robert Schneider，Hans Willenegger 和 Martin Allgöwer

国际上不同国家或地区骨科金属内植物取出率大相径庭。据调查，在芬兰内植物取出率是 80% 左右，英国约为 50%，而挪威则仅为 20%（图 1-2），我国尚无这方面的调查和统计数字。如此巨大的差异反映了骨科金属内植物取出的手术适应证主要还是取决于骨科医生的个人经验、患者的文化背景和就医习惯,医疗卫生体制也可能有一定的影响。

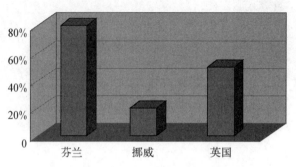

图 1-2 芬兰、挪威、英国骨科金属内植物取出率

围绕前述问题的相关文献很少,证据等级较高的文献更是屈指可数,因此直到今日仍无法建立公认的骨科金属内植物取出的手术指征。以下就一些相关问题进行文献的回顾和理论探讨。

一、从金属材料性质来看

目前临床上常用的不锈钢以及钛合金材料都具有很好的安全性,钛金属具有更好的生物相容性。值得注意的是,核磁共振(MRI)技术目前已经普及,一般规定对于有不锈钢金属内植物的患者严禁进行 MRI 检查(图 1-3),因此不锈钢内植物已逐渐被淘汰。

现无磁性而生物性能更好的钴铬镍合金、镍钴铬钼合金、钛钛合金、镍钛合金、钽等制成的金属材料已成为骨科内植物材料的主流品种(图 1-4)。由于这些金属材料均非铁磁性物质,不受磁场的吸引,在磁场中不会移动,因此体内有这些金属内植物的患者,进行 MRI 检查时是安全的,这些金属也不会对 MRI 图像产生干扰。目前,对上述金属内植物材料尤

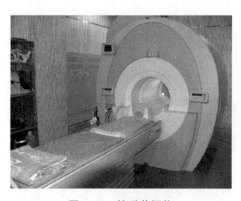

图 1-3 核磁共振仪

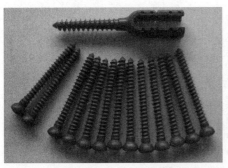
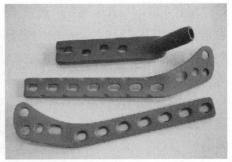

图1-4 钛金属螺钉和接骨板

其是钛金属材料的临床观察已经有十几年的经验积累,大多数在体内保留钛金属材料的患者并无明显不良反应。因此,许多学者认为对无症状的患者,如果内植物是钴铬镍合金、镍钴铬钼合金、钛钛合金、镍钛合金、钽等制成的,可不必取出。

然而,在复杂的人体环境中,这些金属都有被腐蚀的潜在可能性,部分患者也可能对金属钛产生过敏现象,有50多项研究显示,正常人群中10%~15%对金属敏感(图1-5)。在骨折手术中,对不锈钢中的铬、镍、钴三种成分过敏的比例分别为0.2%、1.3%、1.8%。对金属过敏的患者可能主诉内植物部位的广泛深部非特异性疼痛,但很难将这种非特异性疼痛与外伤性机械性疼痛相鉴别。另外,内植物如位于皮下浅表部位的,还可能引起局部皮肤的皮疹。

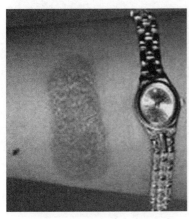
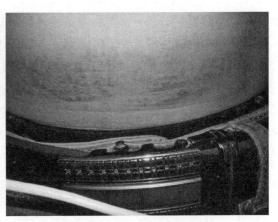

a. 佩戴金手镯引起的水泡和红斑　　　　b. 接触金属皮带扣引起的红疹

图1-5 金属过敏现象

编者在临床上曾经遇到 1 例桡骨头骨折患者,在切开复位微型小钢板(钛合金)内植物手术后,主诉经常出现局部皮肤过敏现象。手术后 1 年取出内植物,之后 2 年的随访,未再发生类似情况。

因此,如果患者有对黄金或其他珠宝过敏史,常提示会对金属过敏。如果出现金属过敏,内植物取出后症状即迅速改善。

有动物实验证实,金属内植物和肿瘤发生存在相关性。在没有慢性感染的情况下,金属导致的肿瘤的机制分两种:一是金属离子结合到 DNA 上,二是 DNA 的突变,蛋白质合成改变(图 1-6)。另外有迹象表明,金属腐蚀过程中产生的活性氧作用于 DNA 和蛋白质,成为导致金属相关肿瘤的第二大原因。

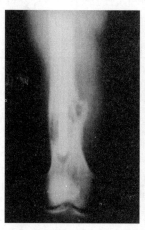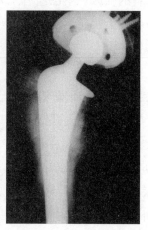

图 1-6　植入物周围形成恶性纤维组织细胞瘤(左)和骨肉瘤(右)

虽然基础研究和动物实验提示金属内植物和肿瘤间存在相关性,但临床文献报道的内植物相关肿瘤病例不足 30 例。由于病例数有限,很难对内植物的致癌性进行定量,因而无法得出内植物会明显增加局部患肿瘤风险的结论。退一步来说,即使有这样的风险,也是相当低的。

当然金属内植物长期滞留体内的风险还是需要进一步评价的。

二、从生物力学的角度分析

内植物材料留在体内会改变骨骼的受力状态,产生应力遮挡和应力集中两种现象。

应力遮挡可能延迟骨折愈合,产生固定部位的骨质疏松等。而 Perren 等将其归咎于钢板和骨面接触,阻断了血供。他们的研究表明骨质疏松只是暂时的,即使钢板再软仍会产生这种现象。而如果骨折断端血供破坏少,则恢复相对较快。这些现象促进了低接触钢板和锁定钢板的发展,它们能更少破坏周围和皮质的血供(图1-7)。

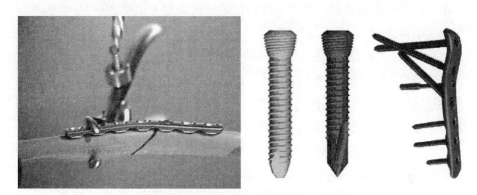

图1-7　低接触钢板(LCDCP)、锁定螺钉、锁定钢板和螺钉(肱骨近端)

大量研究表明,内植物保留时间越长,取出后发生再骨折的风险越低。大多认为,内植物术后的骨质疏松是个自限性再血管化的过程。Beaupre等回顾了7项再骨折率的研究,459例前臂骨折病例,其中401例患者骨折愈合后行内植物取出。使用宽动力加压钢板(DCPs)固定的患者再骨折率达到21%,而1/3管型为0,窄DCP为5.6%,半管为6.6%。在骨折没有完全愈合前取出内植物会明显增加再骨折发生率。

应力集中多产生在固定材料与正常骨骼的过渡部位,比如在钢板的两端、髋关节假体或伽马钉的远端等部位,该部位承受的应力明显增加,进而发生疲劳应力骨折(图1-8)。在所有的骨骼中,股骨承受最大的剪力,股骨钢板或者伽马钉长期滞留的风险最大,临床上屡见股骨钢板周围骨折,有报道Gamma钉在骨干的末端周围的骨折发生率高达3.1%。因此建议必须取出股骨的钢板或者短节段髓内钉,而长节段髓内钉由于应力分散,应力集中的现象较少发生,Wolinsky等报道551例股骨骨折用扩髓股骨

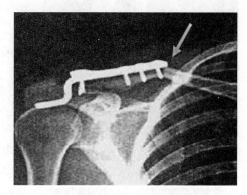

图1-8　锁骨钩钢板治疗锁骨远端骨折并发应力性骨折

髓内钉固定,其中131例行内植物取出,无一例发生再骨折。在一项用静态锁定髓内钉治疗股骨骨折的研究中,Brumback等比较的111例未取出内植物组和103例取出内植物组。前组中内植物周围无一例发生骨折,后组仅有1例发生原骨折部位再骨折。尽管其他长骨的钢板固定也面临类似风险,但风险相对要小得多。

此外,对X线片提示在骨折周围存在较明显环绕的外骨痂时,需要将内植物保留至少12个月才考虑拆除,尽管这类患者在12个月之前骨折已完全愈合,但是骨折愈合后骨痂有一个重建过程,在此过程中,骨的强度和正常骨仍有一定差别,延长固定时间有一定的保护作用。

患者和临床医生比较关心内植物周围的骨折。因金属内植物材料在生物力学上存在应力集中,理论上会增加金属内植物周围骨折的风险。但是,目前很少有临床研究发现保留金属内植物会导致假体周围骨折概率升高。

与肱骨髓内钉存在类似情况的是髋关节骨折时所使用的髓内钉,如Gamma钉。文献报道,Gamma钉在骨干部位出现内植物周围骨折的比例高达3.1%。而其他文献报道发现,髋关节及膝关节的假体周围骨折发生率分别为2.3%及1.2%。

患者通常比较关心保留内植物附近的新发骨折,但是保留内植物对内植物附近的骨折治疗有些时候是有益的(图1-9)。

对于已经愈合的骨折处,如果存在持续性疼痛,尽管无法确认这种疼痛一定与内植物有关,但如果非手术保守治疗无效的话,取出内植物通常会被考虑。在一项55例行尺骨鹰嘴张力带固定的研究中,61%的取内植物是由于内植物相关疼痛。在一项髌骨骨折的回顾性分析中,87例中有9例患者因此行内植物取出术。

然而值得注意的是该类患者即使取出内植物也不一定能缓解疼痛。Brown等研究了踝关节骨折术后主诉疼痛的39例患者组中,22例施行内植物取出,仅11例(50%)疼痛好转。然而,Jacobsen等报道踝关节内植物取出术后疼痛缓解率可达75%。一项对80例股骨骨折患者回顾

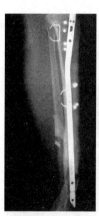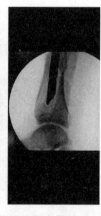

图1-9　内植物附近新发骨折

注:行非锁定髓内钉治疗的患者在一次摩托车祸中出现了胫骨远端骨折,通过复位将髓内钉远端复位进入骨髓腔,而无需重新置入内植物

性分析显示,17 例取内植物患者中 11 例疼痛缓解。对于胫骨骨折患者,膝关节疼痛通常是内植物取出的指征。Keating 等研究表明内植物取出后,45％患者膝痛完全缓解,35％部分缓解,20％无好转。Court-Brown 等回顾性分析了169 例患者,27％疼痛完全消失,69％明显缓解,但 3.2％患者术后疼痛反而加重。在另外一项研究中,17％的患者在胫骨拔钉后出现膝痛加重。由于手术缓解疼痛的效果不确定,手术医师在术前应进行权衡,并与患者说明。

三、其他特殊情况

1. 儿童骨骼的内植物　目前,对于儿童骨骼的内植物是否应该取出仍有争论。从理论上推测金属内植物会影响儿童骨骼的生长,但从一些实验的资料分析,内植物材料至少在 1～2 年的短期内并不影响骨骼发育,对骨骼的直径和长度生长几乎没有影响。Kahle 报道在所有儿童取内植物手术中并发症发生率为 13％,尤其在股骨头骨骺滑脱术后取内植物中高达 42％。基于这些数据,一些骨科医师质疑儿童常规取内植物的必要性。但随着骨骼的生长,内植物材料有嵌入骨骼或埋入骨骼的趋势,这是因为骨骼在长粗的过程中发生髓腔吸收扩大,而外层则是新骨埋旧骨。目前还很难评价钢板被埋入骨骼会对骨骼产生怎样的影响。尽管对儿童骨骼内植物是否应该取出存在分歧,但目前大多数学者还是认为应该取出,一旦决定进行取出,就应在合适的时机及时进行,取出过晚会对手术造成很大的困难。

2. 微动关节部位的内植物　对于微动关节部位的内植物目前大多认为应该取出,如肩锁关节的钩钢板固定、下胫腓联合螺钉固定、耻骨联合钢板等(图 1-10)。

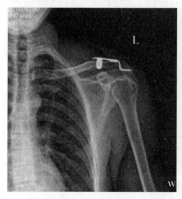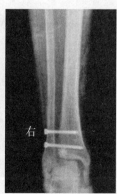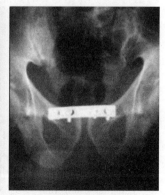

图 1-10　肩锁关节钩钢板(左)、下胫腓联合螺钉(中)、耻骨联合钢板(右)

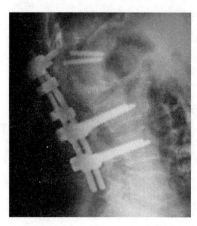

图 1-11　椎弓根螺钉断裂

由于固定微动关节,使这些关节变为不动关节,这对微动关节的正常生理功能将会造成不利影响,而且不取出内植物也容易导致内植物断裂或松动。

3. 未行植骨融合的脊柱骨折内植物　对于脊柱骨折内植物若未进行植骨融合,则取出内植物后将可解放原固定的椎体和椎间盘,增加脊柱活动度,另外这类内植物也容易发生断钉。因而为了避免内植物断裂、松动以及相邻椎体退变,大多数学者均认为此类患者应该取出内植物(图 1-11)。

4. 主要起减张作用的内植物　对于主要起减张作用的内植物理论上应取出,如肌腱缝合的减张钢丝、髌骨下极撕脱骨折的减张钢缆固定等。若不取出,则会减少肌腱的张力,造成肌腱功能退化。

四、结论

骨科金属内植物取出虽然是一个常见手术,但不能将其作为常规。目前一些公认需要取出内植物的手术指征,大多是基于专家的意见,未得到循证证据的支持,而不必要的取内植物手术可能会增加患者的手术风险和费用。即使存在内植物相关疼痛,取出内植物后也不能保证疼痛缓解,并可能产生感染、再骨折、神经损伤和更严重疼痛等新的并发症。与其他任何手术一样,取内植物手术相当重要的一点是在期望手术效果的同时了解其潜在的风险。对于取内植物的时机、期望效果和取出内植物以及长期存留内植物的风险有必要作更多的研究。

参 考 文 献

刘振东,范清宇. 应力遮挡效应——寻找丢失的钥匙. 中华创伤骨科杂志,2002,4(1):62-64.

Alzahrani AG, Behairy YM, Alhossan MH, et al. Removal of internal fixation in pediatric patients. Saudi Med J, 2003, 24(3): 254-255.

Beaupré GS, Csongradi JJ. Refracture risk after plate removal in the forearm. J Orthop

Trauma, 1996, (10): 87 - 92.

Boerger TO, Patel G, Murphy JP. Is routine removal of intramedullary nails justified? Injury, 1999, 30: 79 - 81.

Brown OL, Dirschl DR, Obremskey WT. Incidence of hardware related pain and its effect on functional outcomes after open reduction and internal fixation of ankle fractures. J Orthop Trauma, 2001, 15: 271 - 274.

Brumback RJ, Ellison TS, Poka A, et al. Intramedullary nailing of femoral shaft fractures: III. Long-term effects of static interlocking fixation. J Bone Joint Surg Am, 1992, 74: 106 - 112.

Böstman O, Pihlajamäki H. Routine implant removal after fracture surgery: a potentially reducible consumer of hospital resources in trauma units. J Trauma, 1996, 41: 846 - 849.

Court-Brown CM, Gustilo T, Shaw AD. Knee pain after intramedullary tibial nailing: Its incidence. etiology. and outcome. J Orthop Trauma, 1997, (11): 103 - 105.

Dagmar V, Beate H, Michiel V. Implant removal of osteosynthesis: the Dutch practice. Results of a survey. J Trauma Manag Outcomes. 2012, (6): 6 - 13.

Docquier PL, Manche E, Autrique JC, et al. Complications associated with gamma nailing: A review of 439 cases. Acta Orthop Belg, 2002, 68: 251 - 257.

Dodenhoff RM, Dainton JN, Hutchins PM. Proximal thigh pain after femoral nailing: Causes and treatment. J Bone Joint Surg Br, 1997, 79: 738 - 741.

Hallab N, Merritt K, Jacobs JJ. Metal sensitivity in patients with orthopaedic implants. J Bone Joint Surg Am, 2001, 83: 428 - 436.

Jacobsen S, de Lichtenberg MH, Jensen CM, et al. Removal of internal fixation—the effect on patients'complaints: Astudy of 66 cases of removal of internal fixation after malleolar fractures. Foot Ankle, 1994, 15: 170 - 171.

Jacobs JJ, Goodman SB, Sumner DR, et al. Biologic response to orthopaedic implants. in Buckwalter JA. Einhorn TA. Simon SR (eds): Orthopaedic Basic Science: Biology and Biomechanics of the Musculoskeletal System. ed 2. Rosemont. IL: American Academy of Orthopaedic Surgeons, 2000. 401 - 426.

Jamil W, Allami M, Choudhury MZ, et al. Do orthopaedic surgeons need a policy on the removal of metalwork? A descriptive national survey of practicing surgeons in the United Kingdom. Injury, 2008, 39: 362 - 367.

Kahle WK. The case against routine metal removal. J Pediatr Orthop, 1994, 14(2): 229 - 237.

Keating JF, Orfaly R, O'Brien PJ. Knee pain after tibial nailing. J Orthop Trauma, 1997, 11: 10 - 13.

Keel SB, Jaffe KA, Petur Nielsen G, et al. Orthopaedic implantrelated sarcoma: A study of twelve cases. Mod Pathol, 2001, 14: 969 - 977.

Memoli VA, Urban RM, Alroy J, et al. Malignant neoplasms associated with orthopedic implant materials in rats. J Orthop Res, 1986, 4: 346 - 355.

Müller ME, Allgöwer M, Schneider R, et al. Manual of internal fixation. Techniques recommended by the AO group. Springer. New York, 1979.

Molster A, Behring J, Gjerdet NR, et al. Removal of osteosynthetic implants. Tidsskr Nor Laegeforen, 2002, 122: 2274 - 2276.

Perren SM, Cordey J, Rahn BA, et al. Early temporary porosis of bone induced by internal fixation implants: Areaction to necrosis. not to stress protection? Clin Orthop Relat Res, 1988, 232: 139 - 151.

Robinson CM, Adams CI, Craig M, et al. Implant-related fractures of the femur following hip fracture surgery. J Bone Joint Surg Am, 2002, 84 - A(7): 1116 - 1122.

Romero JM, Miran A, Jensen CH. Complications and re-operation rate after tension-band wiring of olecranon fractures. J Orthop Sci, 2000, 5: 318 - 320.

Smith ST, Cramer KE, Karges DE, et al. Early complications in the operative treatment of patella fractures. J Orthop Trauma, 1997, 11: 183 - 187.

Swiontkowski MF, Agel J, Schwappach J, et al. Cutaneous metal sensitivity in patients with orthopaedic injuries. J Orthop Trauma, 2001, 15: 86 - 89.

Wang S, Shi X. Molecular mechanisms of metal toxicity and carcinogenesis. Mol Cell Biochem, 2001, 222: 3 - 9.

Wolinsky PR, McCarty E, Shyr Y, et al. Reamed intramedullary nailing of the femur: 551 cases. J Trauma, 1999, 46: 392 - 399.

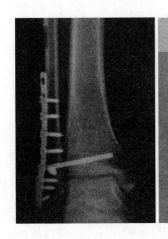

第二章
骨科金属内植物取出的操作规范

与骨科其他手术一样，内植物取出术需要一定的技能和经验的积累，术前应进行充分的风险判断和准备，术中如出现的意外情况，须进行正确的操作，才能保证内植物取出术的顺利实施。

一、术前准备

首先是思想的准备，应做好最坏的打算，要像其他骨科手术一样重视内植物取出术。至少由高年资主治医师组织术前讨论，讨论时应查阅以往的手术记录和有关的 X 线片。讨论应确定以下内容：① 确认骨折是否已经愈合（临床和放射学愈合）；② 确认内植物的生产厂家、型号和数量（尤其需要确认螺钉钉尾是一字、内六角、梅花、八角星等）（图 2-1）；③ X 线片上内植物有无异常情况出现（如断裂、被骨质包埋等）；④ 确定手术时间、手术参加人员和手术入路；⑤ 进行手术风险评估和紧急预案的制订。

其次是器械准备，一般可以通知骨科

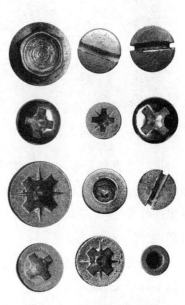

图 2-1　不同类型的钉尾

上海中医药大学附属
曙光医院
SHUGUANG HOSPITAL

植入性医疗器械使用登记表

追溯流水号：OP2017090134　登记日期：2017-09-15　第 1 页，共 1 页

病人姓名	周毅敏	住院号	11729672
病区及床号	[illegible]	科室代码	
手术名称	内/外踝骨折切开复位内固定术	手术时间	2017-09-14
证件类型	身份证	证件号码	310115200102228014
联系方式			

使用明细：

序号	医院内码	产品名称	规格型号	Lot/Sn号	数量/单位	生产商名称	供应商名称	物资材料编码
1	C02025642	金属锁定接骨板系统	SCLP03小型远端锁定板腓骨远端II型8孔	17030203011100/	1/块	大博医疗科技股份有限公司	国药控股[illegible]商医院管理服务(上海)有	HISCode
2	C02025657	金属锁定接骨板系统	RTCLS01自攻型规则螺纹锥型锁定钉I型 3.5*10mm	1602040071/	1/枚	大博医疗科技股份有限公司	国药控股[illegible]商医院管理服务(上海)有	HISCode
3	C02025657	金属锁定接骨板系统	RTCLS01自攻型规则螺纹锥型锁定钉I型 3.5*14mm	1612040072/	2/枚	大博医疗科技股份有限公司	国药控股[illegible]商医院管理服务(上海)有	HISCode
4	C02025657	金属锁定接骨板系统	RTCLS01自攻型规则螺纹锥型锁定钉I型 3.5*16mm	1610040073/	2/枚	大博医疗科技股份有限公司	国药控股[illegible]商医院管理服务(上海)有	HISCode
5	C02025657	金属锁定接骨板系统	RTCLS01自攻型规则螺纹锥型锁定钉I型 3.5*18mm	1607040071/	2/枚	大博医疗科技股份有限公司	国药控股[illegible]商医院管理服务(上海)有	HISCode
6	C02023387	金属接骨螺钉	STQ03-UT普通型皮质骨螺钉 3.5*18mm	1603040011/	1/枚	大博医疗科技股份有限公司	国药控股[illegible]商医院管理服务(上海)有	HISCode
7	C02025481	金属空心接骨螺钉	CDQ03-F全螺纹空心螺钉4.0*34mm	17080600210393/	1/枚	大博医疗科技股份有限公司	国药控股[illegible]商医院管理服务(上海)有	HISCode

科室：骨科住院-东院　填表人：张磊-2540　主刀医生：张磊　主刀医生签名：

本表一式三份（贴条码）：一份交手术室，一份交设备科，一份交病历卡。

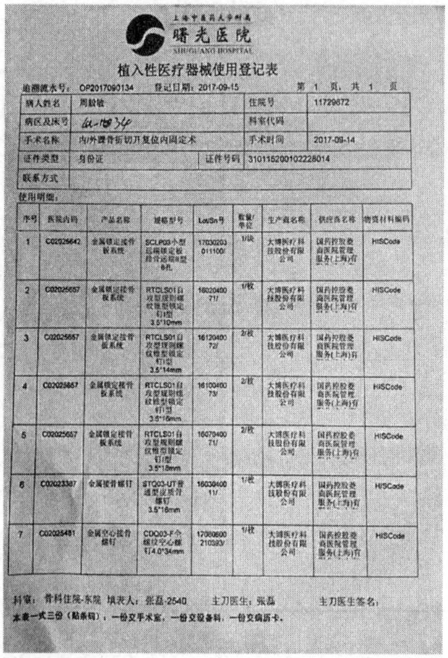

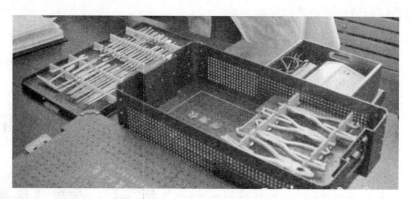

图 2-2　我院植入物使用登记表

金属内植物生产厂家或代理商，参考上次手术时的植入物登记表（图 2-2），告知所取内植物的种类型号，要求将专用配套的取钉器械在手术前 1 天送手术室，消毒备用。

我院手术室常规备有消毒的内植物取出工具包（详细内容见第三章），手术中如果需要随时可以取用。国内国华等发明的系列内植物取出器（包括开槽器、磨削器、圆头改锥、环形钻头、各种螺钉取出钳以及导航探测仪、可吸收冲洗保护器等，图 2-3），尤其在断钉（板）的取出方面具有一定优势，获得国家发明金银奖和多个专利证书，值得推广应用。

图 2-3　国华等发明的系列内植物取出器工具包

第三是患者告知，由主刀医生或第一助手与患者或直系家属谈话，告知手术的安排及手术风险（主要包括内植物取出可能发生的意外和困难，术后可能发生的并发症）。告知时注意需强调内植物可能部分或全部不能取出，细致的解释，患者一般都能接受。

我们的经验是在患者入院前就让患者阅读有关的科普宣教资料（具体文本见本章节文末附件 1），让患者有了理性认识，这样谈话沟通就会比较顺利。然后，让患者签署手术知情同意书（见文末附件 2）。

二、术中操作规范

麻醉和消毒铺巾本章节不再赘述,一般取原切口,必要时可切除影响美观的切口瘢痕,由于是再次手术,局部的解剖层次和标志可能不清,术者必须仔细辨认,小心分离切开暴露内植物,避免损伤内植物附近的重要血管、神经。

如遇患者有关节活动障碍,拟术中同时行手法松解的,应在麻醉满意后、取出内植物之前进行。因为在取出内植物后再行手法松解,可能会引起医源性再骨折的并发症,应引起重视。

对于取钢板螺钉的手术,首先充分显露螺钉的钉尾,去除包裹的外骨痂和钉尾凹槽内嵌入的组织,选用配套的螺丝刀沿螺钉长轴方向嵌套稳妥后,必须将螺丝刀完全置入并垂直钉帽,再稍加用力顶住螺钉,均匀用力逆时针方向旋转,尽量保持螺丝刀的稳定,避免螺丝刀摇摆晃动,这是防止拧滑和顺利取出螺钉的关键。螺丝刀第一次一定要切实稳定地咬合在螺钉上,注意螺丝刀的旋转轴一定和螺钉的轴线重合,一旦第一次失败,则非常容易破坏螺钉的丝口,造成螺钉滑丝(关于螺钉滑丝的原因和处理详见第三章)。

对于取髓内钉(多为交锁髓内钉)的手术,在取出主钉前至少保留一枚交锁钉,这样可以防止拧入打拔器时,因主钉旋转而无法拧紧打拔器的螺纹。待打拔器的螺纹完全拧紧后,取出全部交锁钉,然后拔出髓内钉的主钉。

对于取钢丝的手术,应先找到钢丝结,用尖头老虎钳解开钢丝结,用钢丝钳两头牵拉钢丝,待松动后剪去一头扭曲的钢丝,用钢丝钳从另一头卷起使钢丝在钳子上缠绕拔出钢丝。拔钢丝时切忌使用暴力,以免钢丝断裂。有时骨痂将钢丝严密包裹,尤其骨痂较厚而钢丝较细时,钢丝较易断在骨痂中而难以取出,可以沿着钢丝走行方向用小骨刀去除表面骨痂,然后取出钢丝。

取内植物手术结束时,应仔细清点、核对取出的内植物,常规用 C 型臂 X 光机进行透视,再次确认有无内植物残留(图 2－4)。

三、术后处理

局部伤口厚棉垫加压包扎,考虑到骨组织上的钉孔处渗血,可放置引流管。术后除常规预防感染、镇痛对症处理外,为减少局部渗血,一般嘱患者卧

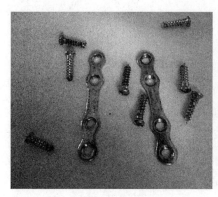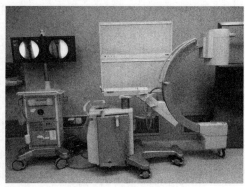

图 2-4　术后清点取下的内植物(左),C型臂X光机透视(右)

床休息 2 天,待伤口渗血停止后方可出院。

出院后嘱患者 4 个月内禁止剧烈运动,注意预防外伤,避免再骨折的发生。

参 考 文 献

国华,胡宏伟,孙磊等. 内植物断钉(板)取出及钢针折弯器的研制及应用. 中国矫形外科杂志,2006,14(10):798-799.

王满宜,杨庆铭主编. 骨折治疗的 AO 原则. 北京:华夏出版社,2003,726.

辛永明,王振林. 四肢骨折内植物取出术并发症分析及预防. 中国骨与关节损伤杂志,2007,22(1):58-59.

附件 1

骨科金属内植物取出患者必读

亲爱的患者,您好! 如果您自己决定或被医生告知需要取出之前放置在您体内的骨科内植物,那么请您在手术前仔细阅读本文。相信它将对您大有帮助。

首先您是否想过为什么取出内植物? 您知道如何来权衡取内植物的利害关系吗? 阅读以下内容也许您能找到部分答案。

目前临床上常用的不锈钢以及钛合金材料的内植物都具有很好的安全性,钛金属具有更好的生物相容性。因大多数患者在体内保留金属内植物并无明显不良反应,故许多学者认为除非患者内植物局部有感染、疼痛、肢体或关节功能障碍,否则对于无症状的患者不必取出内植物,但以下几种情况是例外。

从生物力学的角度分析,内植物材料置留体内会改变骨骼的受力状态,产生应力遮挡和应力集中两种现象。应力遮挡可能延迟骨折愈合,产生固定部位的骨质疏松。应力集中多产生在固定材料与正常骨骼的过渡部位,如在钢板的两端、伽马钉的远端等部位,该部位承受的应力明显增加,进而产生疲劳应力骨折。因此,建议必须取出股骨的钢板或者短节段髓内钉,而长节段髓内钉由于应力分散,应力集中的现象较少发生。

对于已经愈合的骨折处,如果存在持续性疼痛,尽管无法确认这种疼痛一定与内植物有关,但如果非手术保守治疗无效的话,通常需要取出内植物。然而,这类患者即使取出内植物仍有部分不能缓解疼痛。

从理论上推测金属内植物会影响儿童骨骼的生长,但从一些实验的资料分析,内植物对骨骼的直径和长度生长几乎没有影响。但随着骨骼的生长,内植物材料有嵌入骨骼或埋入骨骼的趋势。尽管对儿童骨骼内植物是否应该取出存在分歧,但目前大多数学者还是认为应该取出,一旦决定进行取出,就应在合适的时机及时进行,取出过晚会对手术造成很大的困难。

微动关节部位的内植物目前大多认为应该取出,如肩锁关节的钩钢板固定、下胫腓联合螺钉固定、耻骨联合钢板等。由于固定微动关节,使这些关节变为不动关节,这对微动关节的正常生理功能将会造成不利影响,而不取出内植物也容易导致内植物断裂或松动。

脊柱骨折内植物若未进行植骨融合,取出内植物后将可解放原固定的椎体和椎间盘,增加脊柱活动度,避免内植物断裂或松动和相邻椎体退变。

主要起减张作用的内植物应取出,如肌腱缝合的减张钢丝、髌骨下极撕脱骨折的减张钢缆固定等。若不取出,则会减少肌腱的张力,造成肌腱功能退化。

如果您已经确定要取出内植物,那么您对于手术有何风险以及手术后的注意事项又了解多少呢?

很多人会认为取出内植物是一个简单而安全的手术,我们必须纠正这种想法,因为内植物取出手术的各种并发症并不比其他骨科手术低,有时手术难度甚至高于内植物植入手术。其常见并发症为内植物非意愿性残留(即内植物无法取出)、神经血管损伤和再骨折,这其中很少是因为手术医生操作不当引起的。

内植物植入手术引起的解剖结构的改变及瘢痕组织,使取内植物手术切口周围的血管神经不容易辨别,有时血管神经与内植物粘连,因而容易在术中造成损伤。不少内植物与骨组织结合过于紧密,以至于无法顺利取出,如一定要取出就需要牺牲部分骨质,有时需要去除较多的骨质,这就容易造成再骨折或继发性骨折,得不偿失。我们会建议您放弃取出这样的内植物,请您理解并支持。

术后由于钉孔渗血的原因,我们建议您卧床休息 2 天;另外取出内植物并不意味着您已痊愈康复,您在 4 个月内需禁止剧烈运动,小心预防再次外伤,否则容易导致再骨折,尤其是术中发生内植物取出困难、已经牺牲部分骨质的患者尤其需要注意。

最后祝您早日康复!

附件2

上海中医药大学附属曙光医院
手术知情同意书(取内植物)
【SGH‑QR‑137／A】

患者姓名： 性别： 年龄： 病区： 床号： 住院号：

代理人姓名： 与患者关系： 经治医师：

1. 患者疾病诊断： 3. 拟定手术：

2. 手术适应证： 4. 拟定麻醉方式：

5. 手术风险及并发症：

手术目的是**取出内植物**。由于目前医学科学水平的局限,尚难杜绝接受内植物取出手术治疗的患者在术中或术后可能发生的下列医疗意外或不良后果:

(1) 麻醉意外,严重者引起呼吸心跳停止,危及生命。

(2) 术中或术后出现心、脑、肺等多脏器功能衰竭,严重者危及生命。

(3) 术中、术后脂肪栓塞,严重者危及生命。

(4) 术后出现肢体深静脉栓塞,严重者出现肺栓塞危及生命。

(5) 术中使用止血带,有可能引起皮肤过敏、压疮或神经损伤。

(6) 术中内植物断裂、螺钉滑丝等情况发生,造成无法取出。

(7) 取出内植物部位有缺损,需采用自体骨、异体骨或人工骨等生物材料植骨。

(8) 术中、术后出现应激性溃疡、脑梗、心梗、脑血管意外及一些难以预料的并发症,严重者危及生命。

(9) 术后出现骨筋膜室综合征,需进行深筋膜切开减压,严重者引起血管神经损害,甚至肢体坏死,需要截肢。

(10) 术后切口延迟愈合、不愈合、伤口裂开、皮瓣坏死,造成内植物或骨质外露。

(11) 术后感染导致骨髓炎、化脓性关节炎,严重者出现败血症危及生命。

(12) 术后出现骨折部位再断裂,需要再次手术。

(13) 特殊部位,如股骨颈、腕舟状骨、距骨、肱骨头等骨折取出内植物后出现骨坏死概率较高。

(14) 目前医疗水平无法预见的不良反应。

（15）术前、术中、术后可能需要进行留置导尿、深静脉穿刺置管、动脉穿刺、气管插管、气管切开等创伤性操作。

（16）其他。

6. 替代医疗方案：保留体内钢板，带异物生活。

对上述手术风险及并发症，如患者或代理人不理解可以向医师咨询，在患者或代理人充分理解以后，自主决定是否选择手术治疗或按替代医疗方案实施。请在本文书上写明意见并签名。

患方选择意见：　　　　患者(代理人)签名：　　　年　　月　　日

经治医师签名：　　　　手术医师签名：　　　　年　　月　　日

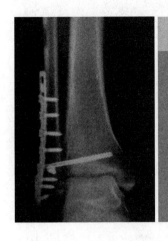

第三章
骨科金属内植物取出的
困难与处理

　　随着骨科技术的发展，新的内植物方法不断涌现，新的材料和技术不仅有效重建了骨骼的稳定性，而且减少了对骨骼血运的破坏，提高了骨折的治愈率，但是随之而来的是内植物取出困难。

　　金属内植物取出术为骨科二级手术，手术的技术难度不大，大多数情况下可顺利取出，但如果术者术前不做好充分准备，当术中遇到一些预料不到的困难时，就会进退两难，十分被动，甚至引发医疗纠纷。

第一节　螺　钉　断　裂

　　临床上各种原因引起的断钉、断板病例时有发生，成为临床上困扰骨科医生的难题。对于这些病例，无论是去除内植物还是内植物重置，均涉及断钉取出这一棘手问题，为了取出残余螺钉而不得不对钉道进行扩孔、开槽，从而加重了对骨组织的破坏，使得固定区骨量减少，骨强度减低，术后容易出现骨孔延期愈合和再骨折等并发症。故术中要求既能成功取出断裂的钢板、螺钉，又不致使骨质过多地破坏。

一、螺钉断裂原因

螺钉断裂最常见的部位是螺钉颈部，断裂原因主要有以下几种。

（1）内植物器材选用不合理，诸如上肢器材应用在下肢、松质骨螺钉用于皮质骨区、丝攻没有穿过对侧骨皮质等。

（2）高龄患者合并骨质疏松症，在钉道的把持力不够从而引起术后螺钉松动，如果患者过早负重则更容易出现内植物的松动甚至断裂。

（3）钢板与螺钉钢质不同，术后两种不同的钢质材料在人体内生物电场的影响下，产生电解反应，使螺钉强度改变，易于生锈折断。

（4）术中丝攻不完全、粗暴拧入造成螺钉折弯损伤，后期发生断裂。

（5）不合理的钢板预弯，与骨干不贴合，螺钉应力过于集中而发生折断。

（6）内植物切迹较高，螺钉杆与螺纹交界处承受应力过大，致螺钉断裂。

（7）钢板固定属于偏离中轴的固定，钢板所承受的弯曲应力较大，由于应力遮蔽的作用，身体大部分的载荷都通过内植物传导，容易产生金属疲劳而断裂。

（8）骨折端钢板螺丝钉的相对不稳定性，以及术后肢体的活动锻炼，在钢板与骨皮质之间产生剪应力，可使螺丝钉折断。

（9）骨折不愈合导致钢板螺钉断裂。

（10）其他，如螺丝钉的质量不合格、强度不足等。

二、断钉取出的方法

如果残钉钉尾露出骨外，可直接用咬骨钳或老虎钳取钉（图 3-1）。

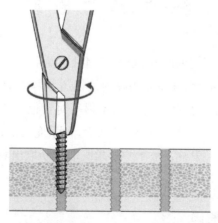

图 3-1　残钉钉尾露出骨外，直接用咬骨钳或老虎钳夹住，旋转咬骨钳或老虎钳，就可以取出断钉

　　如断钉没有露出骨面,与骨皮质相平,或被骨痂包裹时,需用峨眉凿破坏螺钉周围少许骨质,露出钉尾,再依上述方法将螺钉取出(图3-2)。

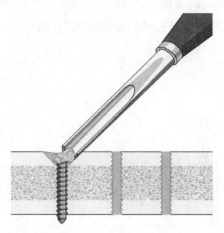

图3-2　用峨眉凿去除钉尾部分骨质,使钉尾露出

　　若露出部分太短,老虎钳无法夹持,可用以下方法。

　　(1)用电钻在螺钉四周紧贴螺钉钻几个小孔,也可用小圆凿将螺钉四周骨质去除,断钉活动后可轻易取出(图3-3)。要注意的是,采用螺钉周围骨质凿除或骨质上钻大洞的方式,对骨骼结构损伤较大,应慎重,手术时尽可能保留骨质,减少对骨骼结构的损伤,防止发生再骨折。若取钉造成局部骨缺损过大,则应作植骨处理,预防再骨折。

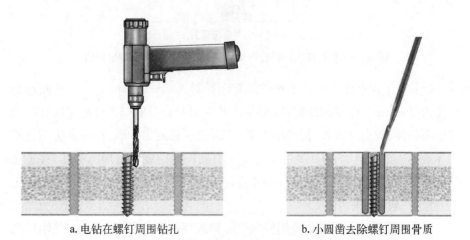

a.电钻在螺钉周围钻孔　　　　　　b.小圆凿去除螺钉周围骨质

图3-3　用电钻或小圆凿去除周围骨质

(2) 使用比螺钉直径略粗的钻头,沿骨干长轴方向紧贴螺钉两侧各钻一孔,务必使三点一线。用窄薄锋利的骨刀凿掉螺钉两侧钻孔内多余骨质,形成使螺钉可以在其内移动的骨槽,这时用持针器或尖嘴钳夹紧钉尾,在所开槽内来回晃动,待对侧皮质内螺钉松动后将螺钉取出(图3-4)。

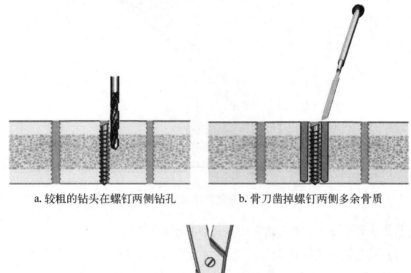

a. 较粗的钻头在螺钉两侧钻孔　　　　b. 骨刀凿掉螺钉两侧多余骨质

c. 用尖头钳夹出螺钉

图3-4　钻孔法去除断钉两侧骨质,然后夹住钉尾,取出断钉

(3) 将1枚直径3.0~3.5 mm的克氏针剪为5~10 cm,克氏针从断钉的钉孔内插入,顶住残留的断钉,捶击克氏针推顶断钉(图3-5),使克氏针与断钉融为一体,钳夹克氏针,旋转手术钳,从而把断钉旋出骨质,这一方法对骨质破坏最小。如不成功,可用直径2.0 mm的克氏针围绕断钉周围打孔,穿透对侧骨质,打孔数一般为4~8个,此时包裹断钉周围的骨质已非常薄弱,再用上述方法,一般均能取出。

(4) 电钻环绕扩孔法:采用使用空心钻或环钻套入断钉钉尾上,将断钉视为导针,操作者直接以同规格套管于断钉上操作即可。

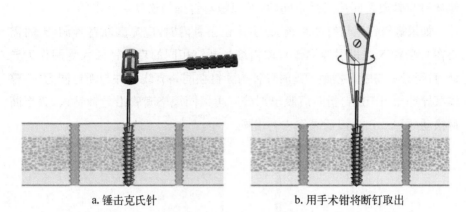

a. 锤击克氏针　　　　　　　　b. 用手术钳将断钉取出

图 3-5　在断钉内置入克氏针,使之与断钉融为一体,钳夹克氏针,取出断钉

操作方法如下:术前常规备好电钻(或手钻)。术中取出钢板螺丝钉时发现有断钉残留,将环钻置入普通电钻,缓慢地旋转,必须将钻头紧贴断钉,缓慢打磨扩孔,直至对侧皮质(图 3-6)。然后应用电工尖嘴钳或针持钳夹住断钉露出部分,逆时针方向旋转,即可迅速取出断钉。

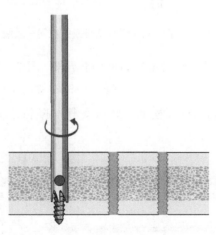

图 3-6　空心环钻去除断钉周围骨质

电钻环绕断钉打磨扩孔时,由于电钻转速的可控性,打磨对骨干的震动性甚微,不必担心骨干再骨折。钻扩孔的深度在 0.3～0.5 cm 后可顺利地应用钳夹旋转取出螺丝断钉。这是由于在人体内生物电场的作用下,螺丝钉与骨质接触的界面会产生电场,这种电场对界面骨质会产生电灼伤,继而在

螺丝钉与骨质之间形成微小间隙,所以螺丝钉是易松动和旋出的。

如果螺钉钉尾与钉体断裂、钉主体位于骨内时,应显露断钉骨洞(有时需要在C型臂X光机引导操作),取粗细与断钉相同的克氏针插入骨洞作为导针,直至导针与断钉接触。此时导针与断钉在同一直线上并与断钉同为"一整体"(导针相当于螺钉折断后脱出部分),再以同规格套管沿导针钻入,直至断钉松动(图3-7)。以后操作与上相同。

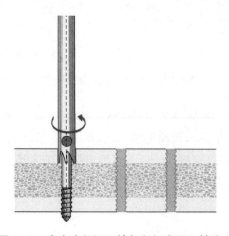

图3-7 术中应保证环钻与断钉在同一轴线上

(5) 王平等还设计了动力型螺钉断钉拔出器(图3-8),该系统分为引导系统(导针)和钻取系统(套管)。当套管沿断钉在旋转力的作用下切开骨质后(正向推进作用),断钉将逐渐松动。此时套管与断钉之间,因为被一些组织

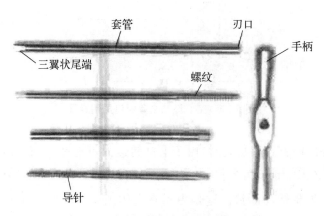

图3-8 动力型螺钉断钉拔出器示意图

碎屑充填,摩擦力相应增大,因此当操作者反向旋转套管时(反向退出作用),断钉将被套管一同带出。本系统因是动力型设计,具有正向推进和反向退出,双向作用力均匀、稳定;引导导向系统,定向准确;导针的螺纹设计和套管的单向刃口均可在旋转推力的作用下有切开骨质及轻松退出的双重功能。

(6)程琮等设计的断钉取出器主要由内螺杆及螺母套组成(图3-9)。螺母套口采用拔锥型进口,便于咬住断钉断头,不易滑脱,内螺牙与厂家标准螺钉配套,内螺杆在螺母套内旋转前后移动。原理是利用螺母套旋入断钉2个螺牙左右时,旋动内螺杆顶紧断钉,此时断钉螺纹与螺母套内螺纹紧密配合,产生了较强的摩擦阻力,使得断钉、螺母套、内螺杆为一体,再逆时针方向旋转螺母套手柄,就可以顺利退钉。

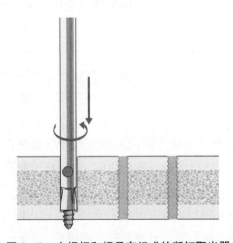

图3-9　由螺杆和螺母套组成的断钉取出器

操作方法:取出断钉后半部分,在C型臂X光机的监控下,利用开孔环锯钻孔至断钉尾部2～3个螺牙处,取出开孔环锯。将取钉器深入孔内,利用C型臂X光机电视监控,上下、左右基本校正断钉与螺母套的垂直与水平,顺时针方向旋动螺母手柄,使螺母套进入断钉2个螺纹左右。顺时针方向旋动内螺杆手柄,使螺杆在螺套内顶到断钉,并上紧手柄。再逆时针方向旋动螺母套手柄,缓慢退出断钉,此时,螺母套管带动断钉同时旋转退出体内。该断钉取出器结构简单,操作方便,患者出血少、损伤小,适用于骨折患者任何部位的断钉取出。

第二节　螺　钉　滑　丝

无论是质地相对较软的钛合金还是较硬的不锈钢,如行内植物置入术或取内植物时发生螺钉的内六角或内四角被破坏而滑丝,常造成取出困难,如果没有合适的手术工具,手术将陷入进退两难的尴尬境地。

一、螺钉滑丝的原因

1. 螺钉的原因

(1) 钛金属和钛合金因为与人体组织有很好的组织相容性,这些材料的内植物应用在骨科领域越来越广泛,由于钛合金材料质地较软,易出现螺钉尾部内六角的打滑。

(2) 螺钉设计不规范,以前部分国产的"一"字槽、"十"字槽螺钉凹槽深度设计不规范,有些钉尾凹槽设计得太浅,在拧入、拧出时钉槽被挑豁或打滑。

(3) 自攻螺钉钻头部位刚好位于对侧皮质部位,钻头的几何形状致转钉扭力增大。

(4) 锁定固定原理是间接复位,相对稳定,因此在愈合过程中骨折周围常产生大量骨痂,骨痂长入接骨板及螺钉之间,导致骨折愈合后内植物取出的难度大大增加。

(5) 直径 2.5 mm 的螺钉最易出现打滑现象,拧入时一定要方向准确,避免倾斜或过紧,术中出现尾孔打滑迹象应立即更换。

(6) 如锁定螺钉拧入过紧、锁定螺钉和锁定孔之间超过 5°的成角,均可发生"冷焊接现象"。因此,锁定螺钉钉头螺纹均须与钢板孔间的螺纹严格匹配,才能起到正确、稳定的锁定作用。

工业上冷焊接的定义为金属在固态条件下,两接触面间的黏结和原子间的键结,也称冷焊效应。金属接触面间有相对运动,在接触面间施加一定的法向压力,使分子膜、污染膜被清除,氧化膜遭到破坏,金属裸露原子相互接触,为发生冷焊提供了条件。其中,金属接触表面原子清洁、裸露和接触面间的法向压力是发生冷焊的两个必要条件。对于螺钉与钢板来说,就是拧紧螺钉的时候用力过大,使分子膜、污染膜被清除,氧化膜遭到破坏,金属裸露原子相互接触,从而形成冷焊接。用尽各种方法螺钉还是拧不动,还是牢固地与钢板结合在一起,说明螺钉与钢板冷焊接了。

2. 螺丝刀的原因

(1)螺丝刀因长期使用,刀头磨损,棱角变圆钝,与钉槽不吻合。

(2)螺丝刀与螺钉不配套。骨科产品生产厂家众多,厂家因各种原因未能按统一规格标准生产骨科产品,某一地域使用某几种厂家产品;若遇上在外地手术后回乡取钉的病例则会出现取钉工具不配套的现象。

3. 医生的操作原因

(1)内植物操作中未按规范进行,钻孔后未攻丝或只攻一侧皮质就拧入螺钉,在螺钉拧入困难时还强力拧入,导致在内植物手术时螺钉已打滑。

(2)螺钉置入时操作不规范,锁定螺钉旋入时不使用限力改锥,直接用电钻或普通螺丝刀拧入,导致螺钉与钢板之间因扭力过大形成冷焊接,在内植物取出时极易导致螺钉与螺丝刀之间滑丝。

(3)使用工具姿势不正确,在拧入、拧出螺钉的过程中,螺丝刀未完全垂直钉帽或未完全置入,引起钉帽打滑。

(4)穿过对侧皮质的螺钉过长,以致骨愈合过程中骨痂等组织包绕螺钉丝。

(5)锁定螺钉置入时未使用导向套管,锁定螺钉的双线螺纹与接骨板螺孔的内螺纹发生错扣而锁死。

(6)取出螺钉时操作不当,如骨痂或软组织在钉帽中存留,导致螺丝刀头不能与螺帽内六角紧密接触,使螺帽内壁被螺丝刀破坏,导致滑丝。

4. 患者的问题   由于内植物置入体内后承受应力,大部分内植物应在骨折术后1~2年取出。体力劳动者骨质坚硬,或内植物术后时间过长(有的甚至10年以上),加之钛合金材料相容性好,骨质对螺钉把持力大,造成螺钉转动困难,在取出时困难加大。

二、螺钉滑丝的处理

螺钉滑丝具体分以下两种情况:一枚螺钉滑丝或两枚及以上螺钉滑丝。一枚螺钉残留处理较为简单,可通过旋转钢板取出螺钉,前提是切口足够大。

取内植物时首先充分显露钢板和全部螺钉,去除包裹的外骨痂和螺钉钉尾凹槽内嵌入的组织,选用配套的螺丝刀沿螺钉长轴方向嵌套稳妥后,必须将螺丝刀完全置入并垂直钉帽,再稍加用力顶住螺钉,均匀用力逆时针方向旋转,尽量保持螺丝刀的稳定,避免螺丝刀摇摆,这是防止拧滑和顺利取出螺钉的关键。螺丝刀第一次一定要切实稳定地咬合在螺钉上,注意螺丝刀的旋转轴一定和螺钉的轴线重合,一旦第一次失败,非常容易破坏螺钉的丝口,造成滑丝。

不要追求小切口,伤口显露要清楚。不能强行牵拉软组织,在视野不清的情况下,盲目取钉,容易造成滑丝,给取出造成困难。

如发生螺钉滑丝,可采取以下方法取出。

(1) 对于单独固定的皮质骨螺钉滑丝,可用小骨刀清除钉尾周围一定量的骨痂(图 3-10),显露钉尾后使用尖嘴取出(图 3-11)。

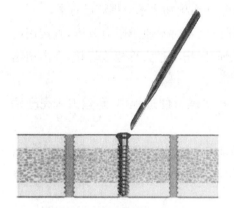

图 3-10 去除钉尾部分骨质

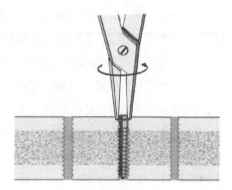

图 3-11 用尖嘴钳钳夹钉尾,取出螺钉

(2) 若为内六角螺钉,可以在内六角内垫纱布,增加摩擦力,有助于拧出(图 3-12)。

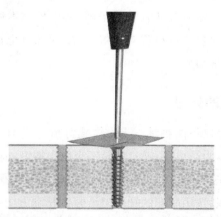

图 3-12 在钉尾螺槽内垫入纱布、皮筋等物,增加螺丝刀与钉尾螺槽的摩擦力

（3）可使用专用的反向攻丝的螺钉取出器，将其插入螺丝头，逆时针方向转动，持续加压直至锁定螺丝钉开始松动（图3-13，图3-14）。但并不是所有螺钉均可以通过反向攻丝器顺利取出的。

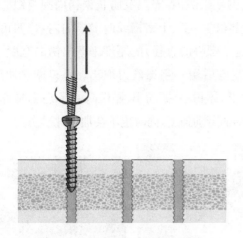
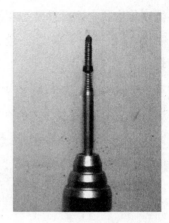

图3-13　反向攻丝螺钉取出器　　　　图3-14　反向攻丝螺钉取出器
　　　　　　　　　　　　　　　　　　　　　　剖面示意图

（4）若没有专用取出器时，可以使用直径4.0～4.5mm工业电钻钻头将锁定钉螺帽磨掉，使螺钉与钢板分离，先取出钢板，再按照断钉取出的方法取出螺钉（图3-15）。此方法更耗时，更需耐心。要注意打磨的同时用大量的生理盐水冲洗以降低温度，并尽量除去打磨产生的金属屑。

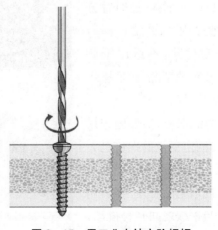

图3-15　用工业电钻去除螺帽

　　(5) 除以上常规器械外,还可采用牙科微型打磨机金刚砂砂片对螺帽改槽,将内六角螺帽磨出一个"一"字,再用一字螺丝刀拧取螺钉(图 3-16~图 3-18)。操作方法:充分暴露术野,必要时延长切口,钢板、螺钉周围用湿纱垫围起来,防止金属碎屑散落在周围软组织内,隔热及防止误伤周围组织。用牙科微型打磨机金刚砂砂片加深滑丝的一字、十字槽或改滑槽的内六、四角槽为一字槽,并根据一字螺丝刀(稍宽于螺帽的直径)的厚度来磨出槽的宽度,使其与螺丝刀完全匹配,充分受力,改槽后用一字螺丝刀取出。术口彻底冲洗,以防金属碎屑残留。该器械有噪声低、体积小、振动小、操作简单等优点,应用本方法可缩短手术时间、减轻手术医师的劳动强度,同时也不会加重骨损伤。

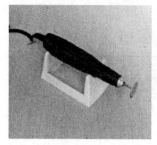 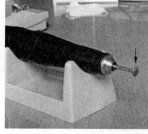 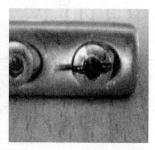

图 3-16　牙科微型打磨机　图 3-17　牙科微型打磨机　图 3-18　内六角螺帽改为
　　　　　　　　　　　　　　　　　　　金刚砂砂片　　　　　　　"一"字螺帽

　　(6) 当仅有 1 枚螺钉与钢板锁死,且残留的 1 枚螺钉位于钢板的一端,且固定于锁骨、尺桡骨、腓骨等骨干较细部位,骨折愈合良好者,可以尝试小心折弯钢板,逆时针方向旋转钢板即可取出整个内植物(图 3-19,3-20)。该方法有一定危险,不适用于肱骨、股骨、胫骨等骨干较粗的情况,而且操作一定要轻柔,以免发生再骨折。

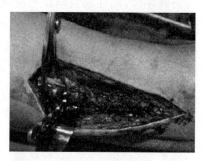

图 3-19　折弯钢板

　　(7) 对于比较薄弱的钢板,诸如固定尺桡骨及腓骨的钢板,如固定钢板的螺钉已大部分取出,有 1 枚螺钉钉帽内六角打滑,可将钢板周围及螺钉孔内增生的骨质清除,用骨膜剥离器插在骨干与钢板之间轻轻撬动,钢板少许松动后,保护好钢板周围的重要组

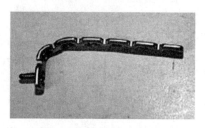

图 3-20　取出的内植物

织,反复折弯使其断裂,或者用手术钳夹持住钢板,逆时针方向旋转使钢板与骨干呈 60°～90°,用破坏钳剪断打滑螺钉旁的钢板,此时钢板长度剩下 2～3 cm,用尖嘴咬骨钳夹持住钉帽及钢板,顺时针及逆时针方向反复旋转直至螺钉松动,再逆时针方向旋转将螺钉及钢板一并取出(图 3‐21)。注意在撬拨钢板时,不要把应力集中在骨骼上,切忌蛮力操作,尤其是比较细的尺桡骨,较大暴力可能造成再骨折,但此方法对于取出胫骨、肱骨及股骨的钢板较困难。

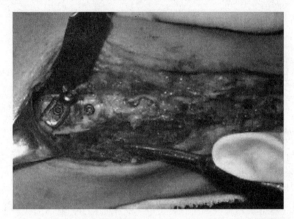

图 3‐21　破坏钳剪断螺钉旁的钢板,旋转钢板,取出螺钉

　　(8) 如滑丝的螺钉有 2 枚或 2 枚以上,可用较薄的骨刀插在钢板与骨干打滑的螺钉上,反复捶击骨刀,直至切断 1 枚螺钉(图 3‐22)。此过程非常耗时,需耐心,勿粗暴,且敲击方向要与骨干纵轴相一致,防止发生骨折。

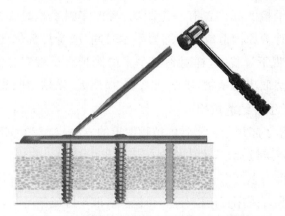

图 3‐22　用骨刀捶击螺钉螺帽,切断螺钉

（9）空心钉钉尾滑槽。现空心钉产品多为钛制，刚度不足，形变力强，加之为中空，造成钉尾滑槽的可能性大；空心钉螺纹的直径与螺杆直径的比值相对较大，在内植物取出时，当空心钉螺纹部退至皮质时，阻力大大增加，容易造成钉尾滑槽或断裂。术前应仔细阅读 X 线片，分析空心钉钉尾位置及走行方向，掌握正确的拧出方向。在取出时，可先用 1 枚直径 2.0 mm 的克氏针插入空心钉内，引导螺钉方向，用空心改锥取出。在行空心钉内植物术时也应该顺导针方向用空心钻钻孔、拧钉，避免在行内植物取出手术时就造成滑槽，给取出造成困难。

第三节　钉尾寻找困难

手术中常常会出现钉尾骨质包埋，多为近端钉拧入过深，局部骨痂生长过旺，将钉尾包埋。有的患者甚至无法看到局部骨质隆起，加之空心钉手术切口较小，未给予充分暴露，给寻找钉尾带来一定困难。术前必须仔细阅读 X 线片，准备 C 型臂 X 光机、窄骨凿，可先用针头定位钉尾位置，避免偏差失误、凿除过多骨质而增加术后局部骨折发生率。用窄骨凿、咬骨钳充分显露钉帽周边，必须显露至无骨质卡压钉尾，再用螺丝刀拧出。另外术前应向患者说明为了便于术中显露，取空心钉切口将大于原手术切口，以取得患者理解。

取内植物的常规方法是取原有切口，逐层进入内植物部位，术中发现大部分原切口与钢板实际位置有一定距离，考虑多因手术时骨折部位软组织肿胀及切口设计等原因造成。为缩短手术时间，减少局部创伤，多于术中采用反复 X 线透视下寻找，这样对参与手术的医护人员就存在潜在的放射性损害。这种方法取出内植物，组织剥离多、损伤大、暴露时间长，不利于患者康复，并增加了患者经济负担。

冉琳等介绍了超声定位下骨内植物取出的方法，对 22 例四肢愈合骨折患者采用术前超声定位标记，术中根据标记取出内植物。方法如下：采用百胜 Technos(MPDU6) 型及东芝 Aplio 型超声仪，探头频率为 5～12 MHz 和 4～7 MHz 线阵探头。采用直接检查法，受检患者取平卧或俯卧位，尽可能暴露清创面及周围，以增加体表与探头的接触面积，并将探头沿原手术切口缘向上下行长轴、短轴扫查。逐层分辨各部结构,直至清晰显示出内植物,根据冠状位、矢状位上螺钉、克氏针等伴彗星尾状的强回声来识别其位置。冻结图像,测量距体表的深度,并用甲紫在皮肤上相应部位作出标记。

术前超声定位的 22 例患者中,6 例克氏针超声表现为:强回声灶,后伴典型明亮的彗星尾伪像。13 例拉力螺钉超声表现为:短轴切面可见强回声灶,伴典型明亮的彗星尾伪像,长轴切面可见间隔相等的强回声灶,后伴典型明亮的彗星尾伪像,与间隔上方可见连接钢丝的强回声带。3 例张力带钢丝超声表现为:短轴切面可见强回声灶,后伴典型明亮的彗星尾伪像,长轴切面可见细长明亮的强回声钢丝影,后伴较宽的彗星尾伪像(图 3-23~图 3-25)。22 例骨内植物取出术均一次成功,切口长度仅为原切口长度的 1/4~1/2,术后当天即可进行行走等活动。

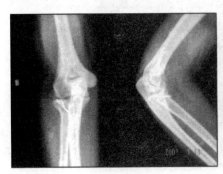 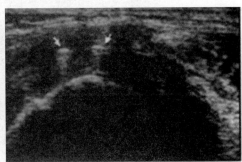

a. 正侧位片　　　　　　　　　　　　　　b. 超声声像图

图 3-23　桡骨头骨折内植物 X 线及超声声像图

取内植物手术的要点为定位问题,这是手术成败的关键。采用术前超声下于冠状位、矢状位上据螺钉、克氏针等伴彗星尾状的强回声来识别其位置,如距皮下距离、螺钉与钢丝的关系等,定位内植物后做出标记。由于进行了准确的定位,使外科切口恰当,便于术中微创操作,必要时还可利用手提 B 超仪反复定位以使小切口手术顺利完成。作为一种微创手术,有效缩短了手术时间,减少了术中软组织、关节软骨的暴露时间,可以有效地减少术后感染、组织坏死的发生,对组织损伤小、出血少,术后恢复快,患者痛苦轻;同时医疗费用低,术后口服抗生素即可预防感染。更可贵的是本研究方法需术中 X 线透视,还可利用床边 B 超反复定位,从而对参与手术的医护人员无伤害。

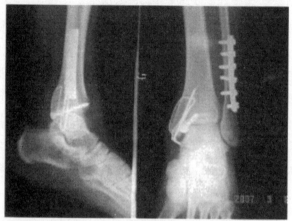

a. 侧位片　　　　　　　　　b. 正位片

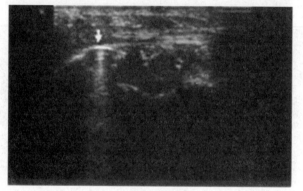

c. 超声声像图

图 3 – 24　三踝骨骨折内植物 X 线及超声声像图

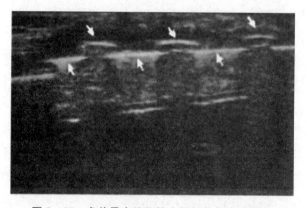

图 3 – 25　术前骨内植物拉力螺钉的超声声像图

由于超声对声阻抗差别的界面处均能产生相应声像图改变,故金属材质的骨内植物均可检出。四肢的软组织除筋膜、肌腱外,均呈现均质的低回声,使骨内植物与正常组织产生明显声像图上的差异。为此,手术者不仅要熟悉局部解剖特点,而且一定要熟悉各层组织正常回声,骨骼表现为平直、光滑、连续性完好的强回声还,后方伴声影,而肌腱与肌纤维相连,且有明显由粗变细的特征。另外,术前仔细阅读近期 X 线片十分重要,以确定克氏针、螺钉等的位置、数目,并与超声声像图做对比。超声显像对骨内植物是另一种准确而有效的定位方法,可进行不同方位定位,便于选择距皮肤最近的手术途径,并可在手术现场随时应用以及无放射线照射等优点,简便、快速,其诊断敏感性和特异性均在 95％以上,适合临床开展。

第四节　钢板取出困难

钢板取出困难主要有以下原因:钢板被周围骨痂包裹、钢板被纤维瘢痕缠绕包裹、钢板上螺丝钉未取完。

取钢板前应认真清理钢板周围的骨痂,仔细核对螺钉的数目,务必全部取出。钢板无明显骨痂包裹,螺钉全部取完后钢板仍难以取出时要注意钢板原来没有上螺钉的钉孔部位,此处最易被瘢痕缠绕包裹,切断缠绕钢板的瘢痕组织,即可取下钢板。

术后一定要拍 X 线片,一则可以明确内植物是否完整取出,二则可以发现术中已经发生的隐匿性骨折,以作相应处理。

第五节　钢丝取出困难

钢丝取出困难的主要原因是骨痂将钢丝严密包裹,尤其骨痂较厚而钢丝较细时,钢丝较易断在骨痂中难以取出。

可以沿着钢丝走行用小骨刀去除表面骨痂,取出内植物钢丝时,解开钢丝结,应用钢丝钳两头牵拉钢丝,待松动后剪去一头扭曲的钢丝,用钢丝钳从另一头卷起使钢丝在钳子上缠绕而拔出钢丝。切忌使用暴力,以免钢丝断裂。

如果骨痂确实较厚,钢丝已牢固深埋其中,放弃完全取出可能是最佳选择。术中内植物要尽量取净,但不要强求。如果骨痂较厚,钢丝已牢固深埋其中,放弃完全取出是可以接受的。为取钢丝而凿除大量骨质进而影响骨的强度或导致再次骨折,或延长手术时间,增加周围组织结构损伤与手术切口感染风险,则得不偿失。金属内置物残留不会导致感染等并发症,但一定要在术前术中与患者及其家属沟通,并签署知情同意书。

第六节　髓内钉取出困难

交锁髓内钉在临床上得到了广泛的推广运用,但目前国内各个厂家所生产的交锁髓内钉不尽相同,其尾帽规格在直径、螺纹形态、螺纹高度、螺距上有差别,导致取出髓内钉的器械有差别而不能通用。加上时间的推移,医院器材的重新选择,往往术前根据 X 线片难以准确估计尾帽规格,常常面对器械不配套致髓内钉无法顺利取出。这种情况在基层医院比较常见,给临床医师拔钉带来了困难,更给患者增加了痛苦和负担。

一、髓内钉取出困难的常见原因

(1)内植物髓内钉尾植入太深:在手术植入内植物时,因为各种原因如手术医师经验不足或者选用髓内钉不够长,但为了固定牢靠致髓内钉植入过深,原钉道被骨痂包埋,使所用取内植物装置不能完全到达所需位置。

(2)尾钉被骨痂包裹,术中找寻困难:内植物植入时间太长,骨痂包裹严重;股骨逆行髓内钉是不能留置于膝关节腔内的,因此愈合后钉尾均常常被关节软骨生长覆盖,取钉时不可能凿空髓腔去寻找钉尾。

(3)髓内钉主钉滑入髓腔:由于医师经验不足,把所有锁钉一并取出后,在寻找或准备旋入打拔器时使主钉滑入髓腔,致内植物装置不能再继续达到相应位置。

(4)内植物装置不配套,致使术前准备的取内植物装置术中无法使用,打拔器与髓内钉尾端不能连接或连接不牢。

(5)内植物植入时间过长致髓内钉有轻微变形,骨对髓内钉卡压过紧。

(6)由于各厂家钉的型号以及相关配套器械存在差异,医生术前估计不足,术中针对尾丝直径或主钉尾丝脱扣、变形、移位(旋转、下陷)等原因备用的万向器或主杆丝扣不能对接,造成手术困难。

(7) 因封帽无法拧开致主钉取出困难,如封帽拧得太紧,加上留置体内时间长、软组织的长入等原因,致封帽无法取出,主钉取出困难。

二、髓内钉取出困难的解决方法

术前要了解所使用髓内钉的类型和厂家,保证打拔器与髓内钉尾端配套。如髓内钉拔出特别困难,要注意检查锁钉是否已全部取出。

如全部拆除锁钉后,再拧主钉封帽,主钉会在髓腔内旋转,致封帽不能拧开,主钉取出困难。建议拆除交锁髓内针的顺序是:先拆除封帽,再全部拆除锁钉,最后拆除主钉。

近端尾钉骨痂包埋严重、显露软组织后无法辨认、术中找寻困难时,可以适当扩大切口,根据术前X线片,借助C型臂X光机透视定位,用骨凿或咬骨钳完全去除包绕尾钉的骨痂,确定尾钉位置后取出。在髓内钉打入过深或下沉的情况下,取交锁髓内钉时可以以近端锁钉为标记,适当开骨槽,先找到钉尾,再取锁钉,这样就能顺利取出。或者术中扩大切口,以股骨髓内钉为例,完全暴露梨状窝,用骨凿、骨锥清除覆盖于钉尾表面之骨质,再将近端锁孔之间的骨质凿除联通,将一大小合适的克氏针插入近端锁孔之远侧孔,逐渐将钉尾敲出至梨状窝后拔除主钉。若发生封顶螺钉滑丝或拔出孔被损坏,由于无法连接打拔器可行骨皮质纵行开槽,将髓内钉逆行击出(图3-26,图3-27)。

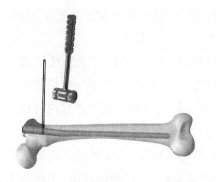

图3-26 在近端锁定孔开槽,将克氏针插入锁定孔内,捶击克氏针,使主钉逐渐移出髓腔

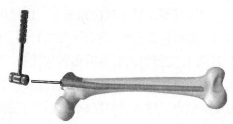

图3-27 将克氏针插入主钉钉尾,捶击克氏针逆行击出髓内钉

陶金国介绍一种采用张力带钢丝旋拧取带锁髓内钉的方法：根据原手术瘢痕或局部触摸到内植物进行定位，逐一取出锁钉，但最后 1 枚锁钉不取，随后切开主钉尾钉处皮肤、皮下组织至骨并找到尾钉。如果尾钉被骨痂包埋，用克氏针定位后用骨刀清除骨痂或软骨，用螺丝刀取出钉帽后，选择合适的张力带钢丝缠绕至钉帽上 2～3 圈后打结，打好结后再将尾帽拧入原位置并拧紧，之后将缠绕的张力带钢丝尾端缠绕固定于骨膜剥离子或打拔器钩子上，然后取出最后 1 枚锁钉，用小锤轻轻敲击骨膜剥离子或打拔器，力量逐渐加大，如果尾帽张力带钢丝打结处有松脱，可用血管钳夹住，最后顺利取出髓内钉（图 3－28）。

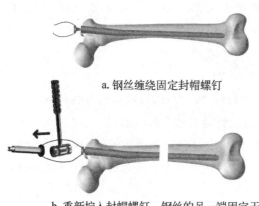

a. 钢丝缠绕固定封帽螺钉

b. 重新拧入封帽螺钉，钢丝的另一端固定于打拔器等器具上，捶击取出髓内钉主钉

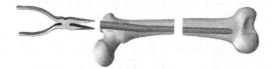

c. 用尖嘴钳夹住钢丝，拔出髓内钉

图 3－28　张力带钢丝取髓内钉法示例一

采用该方法，用力必须先轻后重、力量均匀，避免钉帽对钢丝的机械卡压致打结处松解或断裂。同时，因为反复多次的用力及震动使髓内钉周围组织松动，传递到髓内钉力量足够大，术者容易控制力量大小及方向，避免了粗暴用力的盲目性和随意性。此方法操作简单、容易掌握，能有效缩短手术时间，降低手术创伤和风险，值得推广应用。

曾本强等介绍了顺向锤击在交锁髓内钉取出中的应用：首先清除交锁髓内钉尾部所包裹骨痂，旋出尾部的封帽。将直径 1.5 mm 钢丝缠绕封帽螺纹的上部，原位旋回封帽后再取出各枚锁钉，应防止旋回封帽过程中将髓内钉顶入髓腔中。将硬质的螺丝刀或打拔器放置在封帽表面，以锤子顺向锤击，锤击的力量根据患者的骨质情况以及髓内钉的牢固程度而定，使交锁髓内钉顺向移动 1～3 mm 后将先前缠绕的钢丝再缠绕在打拔器上，再逆向锤击，顺利取出髓内钉（图 3－29）。

本方法的原理：当交锁髓内钉在体内留置时间太长时，会有骨痂长入空锁孔中,形成骨栓,时间越长则长入的骨痂越多。部分患者治疗过程中曾行动力化取出锁钉,或者是初次手术就没有全部固定 4 枚锁定,从而留有空锁孔,更易在锁孔内形成较大的骨栓。骨栓的形成对髓内钉有一定的锁定作用,增加了髓内钉的稳定性,同时髓腔的内骨痂也将紧紧地包绕髓内钉,再加上患者长期活动甚至是重体力劳动的刺激,骨痂将变得坚硬,交锁髓内钉也就越牢固。要取出髓内钉除了要克服髓内钉与髓腔的摩擦力外,还要解除锁孔内骨栓的锁定作用,顺向锤击更易使骨栓断裂致髓内钉松动。

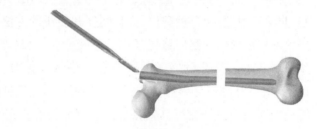

a. 清理髓内钉主钉钉尾

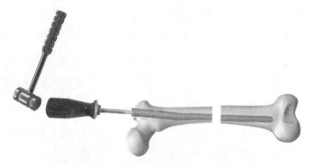

b. 用硬质螺丝刀或打拔器顺向捶击,使主钉松动

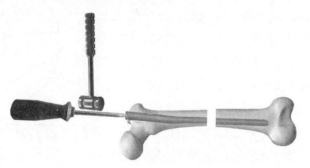

c. 将钢丝固定于打拔器上,逆向捶击,取出髓内钉主钉

图 3－29　张力带钢丝取髓内钉示例二

本方法操作要点：① 完全清除包裹尾钉的骨痂，以利于拧出尾钉；② 尽量拧出尾钉并在尾钉上缠绕钢丝，利于髓内钉松动后可逆向锤击拔除；③ 注意锤击的力度，根据患者的骨质情况及髓内钉的牢固程度把握锤击力度，观察髓内钉松动情况，尤其对于骨质条件较差的患者更要注意锤击力度。本方法操作简单易行、出血少、手术时间短、并发症少，对于取出时间长、器械不配套且伴有骨栓形成的髓内钉，是一种较为理想的方法。

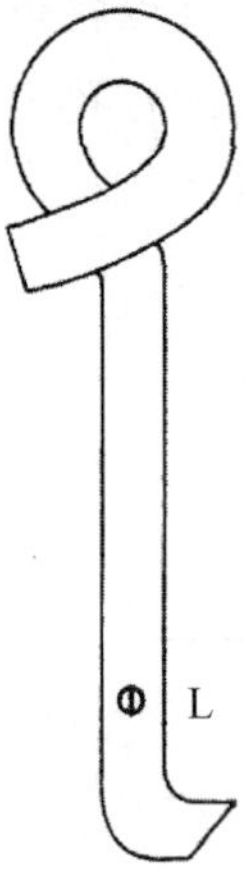

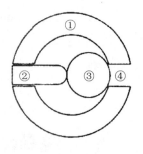

张兴国等介绍了克氏针取出各型交锁髓内钉的方法，利用克氏针临时折成 δ 形的钩子，钩出各型髓内钉。使用简单，效果很好，非常实用，适合多种髓内钉，其制作和使用的方法如下：根据手术中欲取出的髓内钉尾丝扣的直径，选用直径 2.0 mm 或 2.5 mm 的克氏针的一端折弯成大于 90°，留取 1.0 mm、1.5 mm、2.0 mm 后斜形剪断，形成尖或刃形，克氏针的另一端折成 δ 形圈，并将该圈折向剪成刃或尖的一侧，其形象手写的 δ，故名暂称为 δ 钩（图 3-30）。手术台上可迅速折成，也可以平时术前折好与普通器械一起消毒备用。

图 3-30　δ 钩

手术操作方法：正常取出髓内钉的各个锁钉，暴露交锁髓内主钉尾，拧去螺丝，无螺丝的常需清除丝扣中异化骨质或瘢痕。一旦发现万向器的丝扣与主钉丝扣不配套时，即可试用 δ 钩。应用电钻或小号峨眉凿清除从近端锁钉孔长入主钉腔内的骨栓，该骨质较硬，类似皮质骨，而术后时间较久的骨栓更硬，注意避免钻头断裂。通过术前 X 线片估计近端锁孔离主钉尾缘的距离，一般上肢为 1.0～2.0 cm，下肢为 2.0～3.0 cm。将 δ 钩伸入主钉钉尾相应的深度，其尖朝向锁钉孔，感觉钩住或钩不稳，主钉尾孔内另用峨眉凿或螺丝刀杆在该钩尖的后侧将其固定稳妥、镶紧，从而保证 δ 钩尖钩住钩稳，即使在滑锤移动时也不易脱钩（图 3-31）。另一端 δ 形圈套上任何一套滑杆及滑锤，即能顺利取出髓内钉。

临床上使用的各型髓内钉，一般主钉尾孔与近端锁钉孔是相通的，这是使用克氏针折成 δ 钩将其钩出来的结构基础，δ 钩钩住以后用峨眉凿、螺丝刀杆插入空心主钉尾孔内将其镶紧，这是顺利取出的关键，如果不能镶紧，钩子钩住后滑锤用力后经常会脱钩。

图 3-31　取髓内钉横切面示意图

注：① 交锁髓内钉钉尾；② δ 钩位置；③ 改锥投影位置；④ 锁钉孔

δ钩的缺点是力量较小,把持不稳是明显的缺点。一般先找到主钉尾,再用峨眉凿或小骨刀在其周松解,一旦近端锁钉长入骨栓除从尾丝扣内剔除异化骨质外,估计安装主钉时曾扩髓,可用铣子向远端震动几下,这时一定要注意交锁髓内钉远端与远端关节面的距离,若距离太小,注意震荡力度要小。此类拔钉应用δ钩技术有时的确很困难,用峨眉凿沿主钉外切断骨栓才能顺利拔出,术后发现主钉尾孔内有T形、十字形、工字形、土字形骨栓存在。选择克氏针制作δ钩,太粗、钩子太长则不易放入主钉尾孔内,多选用直径2.0 mm或1.5 mm的克氏针为宜。

对于主钉尾脱扣、变形、移位(旋转、下陷)也是δ钩的适应证,且这种方法在各个医院均可开展,目前能取出交锁髓内钉、γ钉、PFN。主钉尾孔与锁钉孔不相通的或主钉尾孔仅有能穿过导针的尾孔钩钉的方法不是适应证。

编者自己设计了一把交锁钉主钉取出钳,其基本结构是钳的远端两臂内侧各有一个高约2 mm的齿,两齿能在封帽与主钉尾定位卡口形成的空隙处钩住封帽的边缘。用这种自制的带锁髓内钉主钉取出钳,不用拧出主钉封帽,能在各厂家各型号各部位带锁髓内钉取出过程中通用。

可膨胀髓内钉在股骨干骨折的手术治疗中取得了良好的效果,国内外临床应用证实,可膨胀髓内钉具有操作简便、出血量少、并发症少及较少的X线暴露等诸多优点。但与其他内植物方式相同,在骨折愈合后将面临取出困难的可能。

手术入路与内植物入路相同,有近端锁钉者应首先取出。解除膨胀锁定的方法与膨胀锁定过程相反,打拔手柄前端有一针状金属突起,在正常情况下,随着打拔手柄拧入钉尾螺口,针状突起下压可将压力阀开启,先前注入的无菌生理盐水在高压力下自行流出,主钉因内部压力下降而恢复至未膨胀前的压缩折叠状态,解除了径向辐条与髓腔内壁的贴附锁定,逆向打拔可将主钉拔出。对于主钉远端无法顺利减压回缩者,切不可盲目打拔,需先行拆除手柄,检查阀门出口是否有骨屑堵塞,仔细清除骨屑后再行连接打拔手柄,多数情况下可按上述步骤顺利将主钉取出。对于无骨屑残留仍未见生理盐水流出者,提示阀门已损坏,应先行适量顺向锤击,待主钉松动后再逆向打拔;当仍处于膨胀状态的主钉远端通过髓腔狭窄部位时,阻力往往明显增加,此时需采取进退结合的方式缓慢打拔抽出主钉;打拔过程切不可暴力单向击打,尤其在主钉远端通过髓腔狭窄部位时,术者与助手需密切配合,务使打拔方向与股骨纵轴保持一致，以避免局部应力集中发生再骨折。

　　可膨胀髓内钉不同于普通交锁髓内钉，是以压缩直径的方式插入髓腔，外接液压加压均匀膨胀，主钉的径向条幅与髓腔内壁紧密贴靠实现自锁；正常状态下取钉时，减压后髓内钉直径变小，主钉可轻易拔除。在膨胀髓内钉取出术发现，有一定数量的股骨膨胀髓内钉在取出时面临困难，主钉阀门因骨屑阻塞或自身损坏导致主钉远端无法减压回缩，膨胀状态下的主钉远端受阻于髓腔狭窄部，是造成其主钉无法顺利取出的主要原因。尽管临床报道了诸多髓内钉取出困难的处理经验，但并不完全适用于可膨胀髓内钉。在连接打拔手柄前，首先需要检查阀门外是否存在骨屑并及时给予清理；对于确认阀门已损坏者，手术要点在于如何使处于膨胀状态的髓内钉远端安全通过髓腔狭窄部，经验证实，采取进退结合的方式缓慢打拔具有相对安全性。在置入内植物时进行扩髓的患者中，尽管在取钉时发现阀门已经损坏但仍可通过进退结合方式缓慢打拔取出主钉，提示在置入内植物手术时进行扩髓有利于后期主钉取出，其原因可能在于经过扩髓操作，缩小了髓腔狭窄部分与非狭窄部分的髓腔径线差距，相对于未扩髓患者，髓内钉远端经过狭窄部位时遇到的阻力相对较小，可适度降低取钉难度。留置体内时间较长亦可能是导致阀门损坏失效的原因，所以对有取出需求患者，若确认骨折已愈合，建议早期实施内植物取出术。对于取出困难极大，若强行取出势必以破坏骨质为代价，若无感染等特殊情况，在征得患方同意后可留置体内，但手术前需与患者积极沟通，充分告知髓内钉取出困难及无法取出的可能性，取得病患的理解与配合，避免因告知不详导致的医疗纠纷。

第七节　髓内钉残端取出

　　髓内钉断裂很少发生，发生率估计仅有 0.4%～3.3%。虽然不常见，但是对骨科医生来说，取出髓内钉断钉颇具挑战性。

　　如果髓内钉断裂，常规的取钉器械可以取出断钉的近端，而对远端残端没有办法。断钉通常发生在骨不连的部位，也可发生在骨折已愈合的地方。如果从断钉部位直接取出断钉残端，需要将骨质打断，或广泛剥离软组织，这会影响以后的愈合。

有一些公司设计了髓内钉断钉的取出工具,诸如辛迪思(AO)公司的实心髓内钉取出工具,以及 Ipswich 公司的髓内钉取出工具,但不是所有医院都会准备这些工具,况且断钉很可能在取钉的过程中才发现,术前 X 线并没有断钉的征象。为了当场能够完成取钉手术,避免再次手术,就需要准备一些能够即时使用的取钉工具。

髓内钉断钉残端取出方法将根据该技术是取出空心还是实心髓内钉分类。

一、结合髓内钉残端的近端

Sivananthan 等描述了一种空心髓内钉断钉取出技术,即利用另外一根较细髓内钉嵌入髓内钉断端(图 3-32)。Sivananthan 用比残端细 3 mm 的髓内钉,而 Levy 则是用细 1 mm 的髓内钉。

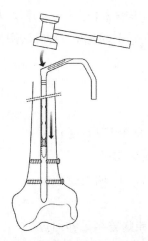

图 3-32　向髓内钉残端内打入另一枚小号髓内钉,利用该髓内钉拔出残端。锁钉要保留在原位,直到髓内钉被牢固地打入残端,目的是避免残端向远端移位

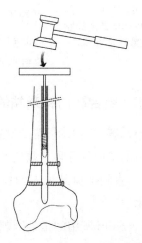

图 3-33　打入一枚手扩,利用手扩拔出残端

已经取出的近端断端可以帮助确定应该选用什么直径的细髓内钉最合适。另外,插入导针可以帮助快速准确地将细髓内钉穿入髓内钉残端。在向外拔出之前必须去掉远端锁钉,否则会造成骨的纵向劈裂。还有向断钉残端打入髓腔锉或股骨头取头器的方法(图 3-33),其局限性在于股骨头取头器不

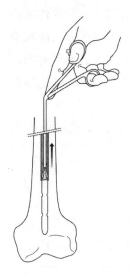

图 3-34
利用 Petelin 腹腔镜钳
抓紧残端近端

够长,并不能取出所有髓内钉残端。

该方法有赖于残端的稳定性,否则残端会向远端移位进入关节。另外必须认识到,不是所有的残端都可以通过这种技术取出。

Charmley 和 Farrington 描述了利用 Petelin 腹腔镜钳抓紧残端近端的方法(图 3-34)。描述称用此法取出内径仅 3.5 mm 的一枚 8 mm 空心髓内钉。必须确保髓内钉足够细才能够被钳口抓住,而即便钳夹住了也不一定能成功取出,且这种钳子不是每个手术室都有的。

Khan 描述了从骨折端取出髓内钉的方法。有些情况取钉的指征是骨不连的清创或植骨。在这种情况下,从骨折端取出断钉是合适的。否则,打开软组织或引起再骨折会损伤血供,影响愈合。Khan 建议,如果很难抓住断钉残端,可以在它上面钻洞,然后从洞里伸入一根钩针帮助取钉。

二、结合髓内钉残端的远端

Franklin 等采用"钩子"技术,取出近侧断钉后,通过远侧断钉的空心处穿入一枚钩针直到穿出顶端(图 3-35)。调整钩针,直到确保其顶端勾住髓内钉,然后"T"柄夹持或滑锤打出。

Franklin 所用的是带倒刺的钩针,用锉修整至足够通过髓内钉尖端。其他研究者使用各种自制的类似钩针的工具,包括带球形或橄榄头的导针、Enders 钉、1.4 mm 环扎钢丝 AO 钩针、改进 Lugue 棒、腹腔镜钳和改良导针等,甚至由从五金店买来的纱窗撑杆临时制成的钩子。

Maini 等描述,沿 Kuntscher 钉中心插入一枚 Enders 钉,有孔的一端在前面,然后转动它,直到孔眼位于三叶草形状的髓内钉下面。一定要正确选择 Enders 钉,太大则不能穿过髓内钉尖部,太小则不能卡住其尖部。该技术不适用于现在的圆心髓内钉。

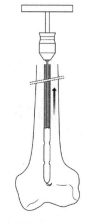

图 3-35
通过空心髓内钉
穿过一根钩针,
通过"T"柄向近
端拔出

　　Maheshwari 和 Tadross 通过空心髓内钉穿过结肠镜钳，张开钳口，类似钩针，拉出残端（图 3 - 36）。该技术要求特殊器械，并有损坏钳口风险，但却非常简单。

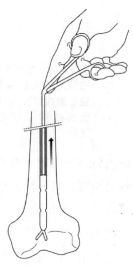

　　另外一种取出远端残端的方法是由 Marwan 和 Ibrahim 提供。在远端锁钉孔穿过一根塑形好的 1.4 mm 钢丝，由近端向远端穿入另一根 1.4 mm 钢丝，经过锁钉孔，这样就会穿过第一根钢丝的环。然后将钢丝由锁钉孔拉出切口外，并在钢丝尾部反复缠绕，形成"橄榄头"起阻挡作用，利用钢丝拉出残端（图 3 - 37）。该技术要求比较高，并且"橄榄头"容易断裂。

图 3 - 36
通过空心髓内钉穿过结肠镜钳，张开钳口，类似钩针，拉出残端

　　所有这些方法都要求吊钩装置足够长，能够咬合残端尖部，并能在近端抓紧，以便拉出。钩针在髓腔内通过时可能被向内生长的骨脊阻挡，可以用硬的钢丝去突破这些阻碍。

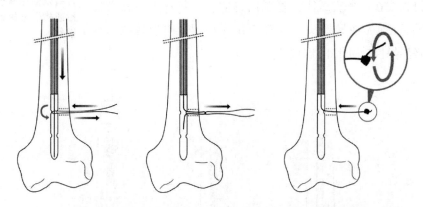

图 3 - 37　　髓内钉芯内插入一根钢丝，通过锁定孔以线环将钢丝从锁定孔拉出，在钢丝尾部反复缠绕，形成"橄榄头"起阻挡作用，利用钢丝拉出残端

　　为了提高钩针对准远端残端，可以在近端残端取出后的隧道内插入一枚导针交换棒。有些研究者保留近端残端，能起到同样的作用，但是要先把近端残端松动，以免花费很大的力气用于同时取出两部分残端（图 3 - 38）。

　　此外，也有两种帮助改进钩针取出远端髓内钉残端的方法。第一种是在

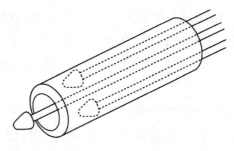

图 3-38 多根光滑的或带橄榄形头部的钢丝填塞于空心髓内钉腔内,以帮助橄榄头或钩子拔出髓内钉残端

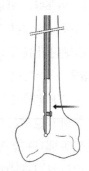

髓内钉空腔内用多根光滑的或带橄榄头的钢丝填压,以避免钩针滑脱。第二种方法是钩针通过远端后,通过锁钉孔拧入一枚长 12 mm 的 3.5 mm 螺钉(图 3-39)。螺钉头与髓内钉近壁锁紧,其尖端顶住钩针与远侧壁贴紧。但螺钉头要尽量少地突出于髓内钉,否则当向近端敲出的过程中会引起骨皮质劈裂。

图 3-39
通过锁钉孔拧入螺钉以固定橄榄形或构形末端的钢丝

Magu 等通过经逆行通道的方法取出顺行股骨髓内钉残端,与前述方法有所不同(图 3-40)。操作方法如下:打开膝关节,劈开髌腱,在股骨上逆行钻 8 mm 直径的孔,与髓内钉轴线在一条直线上。经髓内钉空腔逆行穿入一根橄榄头导针,预先在导针头上放置 7 mm 垫圈。向近端拉出导针,经导针和垫圈打出髓内钉。

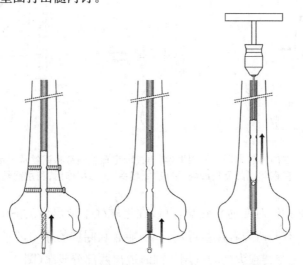

图 3-40 经膝从股骨远端打孔,逆行放入带垫圈的橄榄头钢丝,向近端拔出残端

这种方法虽然工具容易寻找,但在技术上比较困难。有膝关节感染播散的风险和发生膝痛的问题。若髓内钉的尖端不在关节面的中心,该技术就不适用。

Alan 等则描述了一种经股骨远端逆行取髓内钉技术。取代橄榄头导针和垫圈,长软扩被用来经远端向近端打出残端。第三种技术用于断裂的胫骨空心髓内钉。Levine 建议取出胫骨髓内钉近端断端时,在内踝用 4.5 mm 钻向髓内钉残端尖端打孔。通过这个远端通道插入 Steinman 针,并向近端将残端打入一小段。然后将橄榄头导针穿过髓内钉残端,向膝关节方向拔出。该方法与图 3-41 所示的方法相似,只不过这种方法用在胫骨,是在内踝上打孔,而不是经过踝关节。虽然这种方法用现成的工具,并可改进用于股骨,但是如果髓内钉位置不在中央,不经过踝关节是不容易找到髓内钉远端的。

勾住髓内钉远端是大多数空心髓内钉取出的方式,这是破坏最少、需要工具最简单的方法。但是实际上这些技术并不那么容易成功,因为残端可能会被长入髓内钉尖端或锁钉孔的骨痂或髓腔内骨脊阻挡。

三、实心髓内钉断钉的取出

实心髓内钉断钉的取出要比空心髓内钉更具有挑战性。

两种空心髓内钉技术也可用于实心髓内钉(Charnley 的腹腔镜钳技术和 Khan 的骨折端开放技术),而所有描述的实心髓内钉技术都适用于空心髓内钉。

采用一种特殊的断钉取出工具包,像辛迪斯 AO 的工具包,包括一种带张口、可以套住并钳紧空心或实心髓内钉断端的工具。Giannoudis 等认为除需要专业的工具外,还要求髓内钉残端周围有 2 mm 的通道,这使周围皮质变薄,断端近侧形成隧道。

Gosling 等以及 Hellemondt 和 Haeff 报道了非常相近的取出实心髓内钉的技术。前者使用了为此特制的工具,后者用了一根常备的另一种髓内钉(图 3-41)。这两种技术的基本原则是,近端断端取出,远端留在

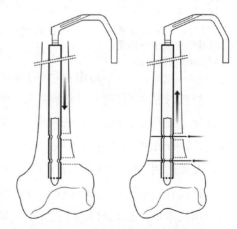

图 3-41 对于实心髓内钉断端,从近端插入直径较大的空心钉,对齐锁钉孔并用钢丝穿过,然后向近端整体拔出

原位,在远端残端周围扩髓至多出 2~4 mm。选用一个大口径的金属套筒,特殊设计的工具或大号的髓内钉,插入并套于髓内钉残端,去除远端锁钉,继续推进套筒,使套筒横孔与髓内钉锁钉孔对齐。为了保证套筒适合髓内钉残端,可以在插入前试验一下。一旦它们的孔对齐,便打孔并穿过软钢丝(如环扎钢丝),以便将套筒和残端固定在一起。然后将套筒、残端和钢丝整体向近端拔出。

像 Synthes 一样的回拔技术要求过度扩髓。套筒不是那么容易地通过残端,如果残端向远端移位,关节将遭到破坏。

Dawson 用相近的特殊设计的套筒,它通过固定螺钉与髓内钉匹配。案例中髓内钉残端较长,其近端可见,操作是在开放状态下进行的。

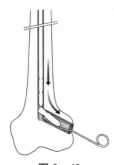

图 3-42
在股骨远侧端开一斜行隧道,由近端插入一髓内钉,向远端推残端,并像鞋拔子一样用 Hohmann 拉钩辅助

另一种取出股骨远端断钉的方法比较有趣(图 3-42)。在靠近残端的股骨髁上开窗,由近端插入一髓内钉,向远端推残端,并像鞋拔一样用 Hohmann 拉钩辅助。虽然是报道用来取出实心髓内钉的,但是同样适用于空心髓内钉。它同样适用于长管状骨,骨皮质不允许从横断面取出,但可以从所开窗口取出。该方法相当复杂,可能引起骨折或应力增加,即便是开窗骨被重新放回。

Gregory 建议常规取出近端断端,然后从长骨远端打至远端断钉尖端,再用扩髓器。接下来,于远端插入用于交换导针的塑料管,用 4 mm 导针加强。用锤子敲击,直到残端从近端推出。

当然,如果因取残端引起的后果不能弥补、得不偿失的话,还是不要取出。Lerner 建议用 Iliazarov 环形外固定支架可以牢固固定,同时避免髓内钉断钉问题。Lerner 指出,"许多外科医生缺少外固定架的专业知识,该装置不是每个医院都适用",这是对前述方法的批评意见。

在没有特制髓内钉断钉取出装置情况下,利用常见工具取出空心髓内钉最简单技术是:① 用介绍的工具松解断钉近端,去掉所有锁钉;② 向断钉远端或锁钉孔穿过橄榄头导针,并用光滑导针填压;③ 连接"T"柄整体向近端敲出。

如果钩针有效,光滑导针填压则没必要,交换套管可以用来确定导针和髓内钉的中心。

即便是有专用工具,实心髓内钉取出也很困难。实心髓内钉断钉取出的主要原则是:① 在钉的远端作隧道——轴向的,或者侧向经过皮质;② 通过新开隧道或近端隧道向相反方向推送髓内钉残端。

总的说来,髓内钉断钉残端可以通过许多方法取出,抓住近端,勾住远端,向近端或远端推出,以及通过骨折端取出。外科医生不仅要求掌握关键技术,同时遇到挑战的时候要临场发挥,解决未预料的情况。

第六节　椎弓根螺钉断钉取出器

胸腰椎骨折术后断钉、断棒原因主要有以下几方面:① 术式选择不当;② 过度复位支撑固定;③ 伤椎上下应力不均衡;④ 两侧椎弓根钉位置不对称,脊柱运动时双侧螺钉受力不均衡,从而造成一侧应力集中而断钉;⑤ 植骨融合范围不够;⑥ 屈曲位过度,螺钉承载量增大,其应力增加,也是椎弓根螺钉断钉的主要原因。

McGuire 和 Miyamoto 介绍的椎弓根螺钉断钉取出方法是:用高速钻在断钉中央钻一直径为 5mm 的孔,然后用螺钉取出器取出断钉,或用钻在断钉尾端钻一滑槽,以使其适合用标准改锥取出断钉。由于不锈钢材料相对较软,用标准高速钻头或金刚石钻头可以在断钉上打孔或滑槽,但常会破坏骨皮质的完整性。

Duncan 等又介绍了另一种取钉方法,即用低速钻逆转法:首先取出断钉表浅部分,用刮匙剔除封闭断钉上方的骨质及瘢痕组织,然后沿着断钉侧方紧贴断钉钻一先导孔,使得钻头螺纹可与断钉螺纹相互咬合,开动钻头并轻轻向断钉螺纹挤压后,逆时针方向旋转钻头,即可将断钉取出。但这种方法显然会进一步破坏断钉周围骨组织。因此,前者适合断钉部位比较表浅的患者,若断钉部位较深,将不可避免地破坏其完整性。

孔庆迎等介绍了用空心环锯套取椎弓根断钉的方法:患者取俯卧位,基础加局部浸润麻醉,取原手术切口,首先取出棒杆及正常椎弓根钉,选用与该椎弓根钉外径相同的直径作为内径的空心环锯,应用克氏针探查断钉钉道,如果较深也可咬除部分骨质加以显露,以断钉为导向顺时针方向逐渐旋入 3～

4 cm，至能轻松取出断钉。由于椎弓根横径较小，附近有重要的大血管及脊髓神经，断钉相对较粗，螺纹具有自攻性进易退难，并且断钉多发生于椎弓根与椎体交界处，若显露好断钉再取，不但椎体结构破坏重，手术时间长，出血多，副损伤可能性大。该空心环锯壁薄，仅约 0.1 cm，其内径与椎弓根钉外径相同，依靠锯齿的均匀磨削作用套取椎弓根钉，骨质破坏少，能较好地保持取钉前的解剖稳定。本组经术后 1～4 年随访，椎体后弓角及 Cobb's 角无明显变化。神经根与椎弓根间有 2～3 mm 间隙，与硬脊膜间距更大，应用薄壁环锯紧巾椎弓根钉套取断钉，当环锯穿出骨皮质时，阻力明显不同，因此，沿着断钉方向进锯不会偏离方向，又不易损伤硬脊膜、神经和椎前大血管。

翁习生等设计了环锯与环形夹钳于一体的断钉取出器，环钻松动断裂螺钉近端四周时不至于过多地损伤椎弓根，环形夹钳用以完全套入断钉尾端，锁紧后逆时针方向旋转即可取出断钉，这样不仅减少了对椎弓根的损伤，而且方便了术中操作。经相关的实验研究和临床验证，能有效提高椎弓根螺钉断钉取出的成功率。因为椎弓根螺钉的大部分固定在松质骨中，所以这种取钉器并不适用于皮质骨为主的四肢。翁习生等设计的断钉取出器所用材料为医用不锈钢，包括工作部分（环钻与环形夹钳）、上方之约束套管及手柄部分，整套系统在 Sawbone 及尸体骨上使用 8 例（共 24 枚断钉），每次均成功地取出断钉。在人体中使用 10 例（共 17 枚断钉），除一枚螺钉断裂外，其余 16 枚断钉均完整取出。钉孔内重新置入增大直径之椎弓根螺钉后，测定其旋入扭矩为 1.874～1.41 nm，与初次置入螺钉时的矩 1.674～1.38 nm，差异无统计学意义。表明断钉取出过程中未致椎弓根明显破坏，且重新置入的椎弓根螺钉与椎弓根骨界面具有较强的把持力。

操作方法：先用常规方法清理断裂螺钉断口周围的瘢痕组织，取出断钉的表浅部分。进一步清理断口周围，注意保护椎弓根骨质。再将环锯插入椎弓根断钉孔内，沿断钉方向旋转环锯，旋入 1～1.5 cm（最多不超过 2.0 cm）。然后沿环锯钻入方向顺时针方向拧紧约束套，使其将环锯与断钉锁紧后，逆时针方向旋转"T"形手柄即可取出断钉。术中根据具体情况可选择直径大于原来螺钉 1～2 mm 的椎弓根螺钉，重新拧入椎弓根内，以便安置内植物装置，重新复位或固定脊柱。

如果脊柱的钉棒系统内植物螺丝起子不配套，除按上述滑丝处理外，还可以用大力剪先咬断横杆，再咬断纵杆，最后拧转螺钉，予以取出。

第七节　骨科通用手术器械盒的设计

目前,国内外骨科骨折手术器械种类繁多(主要可分为钢板螺丝钉内植物系统、髓内钉内植物系统、脊柱钉棒内植物系统及外固定架外固定系统四大类),因各器械生产公司的产品规格不同,所以各公司都是在临床推广各自产品的同时附带提供各自专用的手术器械,用于内植物材料和外固定系统的装配与拆卸,所以导致很多手术器械无法通用,这在临床上就给患者的治疗带来了一定的不便:首先,患者异地住院进行内植物的取出术或外固定系统的拆除术,可能因器械的不通用而无法顺利进行,使得患者必须回到原先手术的医院再次就诊,降低了患者就医的便利性,并且增加了患者的经济负担;其次,患者手术后数年需取出原先植入的内植物材料时,可能因医院合作的器械公司变更或原先使用的内植物材料已经淘汰而无法获得配套的工具,从而影响患者的就医和手术,降低患者对医院的满意度。随着经济的发展,医疗器械的改进频次增加、器械公司的更迭增多、人口流动性增大等原因,配套手术器械难以获得的可能性也在增加。针对上述在临床工作中时常面临的问题,为方便患者异地就医,减轻患者医疗负担,提高患者满意度,袁伟等设计了一套骨科钢板、钉棒内植物与支架外固定系统手术通用器械工具盒,作为骨科手术备用工具,减少因器械公司更迭或产品淘汰而产生的手术难题,方便医务人员手术需要。

该工具盒内的螺钉取出器盒包括以下几种。

1. 螺丝刀　一字、十字、四方、六角梅花、内六角,每种螺丝刀规格均为1～4.5 mm递增,每款间隔0.5 mm。

2. 环钻　3 mm、6 mm、8 mm、11 mm。

3. 断钉取出器　2.5 mm、3.5 mm、4.5 mm、5.5 mm。

4. 螺丝打滑取出器　2.5 mm、3.5 mm、4.5 mm、5.5 mm。

5. 钻头　1～5 mm,规格间隔为0.5 mm。

另外还包括螺丝攻、测深器、大力钳、钢丝剪、骨凿、骨锤、快换手柄(配套器械箱内所有规格螺丝刀、环钻、断钉取出器、螺丝打滑取出器),可满足骨科临床手术所用到的所用器械。

参 考 文 献

陈红燕,杨米雄.骨科内植物术后断钉取出器的研究近况.

陈铭,戈涛,邝炯祥,等.锁定螺钉拆除困难的初步原因分析及对策.中国骨与关节损伤杂志,2006,21(011):920-921.

陈耀东,吴锦清,刘寿坤.介绍一种取螺钉的新方法.中国骨与关节损伤杂志,2007,22(5):364.

程琮,吴小莉.断钉取出器.医疗装备,2006,3:11.

付义春,陈检根.改槽法在钢板螺钉取出困难中的临床应用.实用骨科杂志,2010,4(16):312.

国华.内植物断钉(板)取出及钢针折弯器的研制及应用.中国矫形外科,2006,5(13):798-799.

荆慧田,黄德清,贾林.股骨干可膨胀髓内钉取出困难的原因与经验.中国矫形外科杂志,2013,21(4):836-837.

孔庆迎,刘正会,满中芳,等.用空心环锯套取椎弓根断钉.中国矫形外科杂志,2001,8(2):6.

雷晓晶.钢板螺钉取出困难应对策略.中华创伤骨科杂志,2007,9(9):891-892.

李加明.交锁髓内钉断钉原因及预防.中国矫形外科杂志,2003,11(8):532.

刘兰泽.椎弓根螺钉固定治疗胸腰椎骨折术后断钉断棒原因分析.中国脊柱脊髓,2006,8(16):617-618.

倪东亮,陈中.椎弓根螺钉断钉原因分析.浙江临床医学,2000,2(2):134.

欧阳红先.股骨交锁钉主钉取出困难原因分析及对策.中国矫形外科杂志,2004,12(8):1268.

冉琳.超声定位下骨内植物物取出的方法.中国超声医学杂志,2008,24(9):851.

孙继革.电钻环绕扩孔断钉取出术.河南医药信息,1999,8(8):5-6.

谭文敏,沈艾芳,常世春.骨科内植物物取出术中意外12例分析.中国误诊学杂志,2006,22(60):4374-4375.

陶金国,詹友达,卢刚.介绍一种取带锁髓内钉的方法.中国骨与关节损伤杂志,2009,24(2):186-187.

王大勇,娄丽艳,刘常胜,等.内植物螺钉取出困难的应对方法及研究.实用骨科杂志,2010,16(8):633.

王宏川,庞贵根,曾宪铁,等.微创内植物系统取出术的困难及处理.中华创伤骨科杂志,2009,3:295.

王平,古恩鹏.动力型一螺钉断钉拔出器的研制与应用.中国骨伤,2004,6(6):351-352.

王书军,黄淦堂,彭旭光,等.钢板螺钉内植物术后取出困难之对策.中国骨与关节损伤杂志,2007,22(8):699.

翁习生,李军伟.椎弓根螺钉断钉取出器的研制与应用.中国脊柱脊髓杂志,2003,13(3):183-186.

吴正廉,宋英,李亚先,等.骨折内植物物取出困难分析及对策.实用骨科杂志,2008,14(1),55-56.

谢庆华,吴昭克,徐福东,等.股骨颈骨折空心钉内植物取出困难原因分析及对策.中国骨与关节损伤杂志,2008,23(7):594-595.

邢宗良,刘红宇,王昌,等.骨折内植物物取出遇到的困难与对策.中国骨与关节损伤杂志,2010,25(3):265-266.

杨述华.实用脊柱外科学.北京:人民军医出版社,2004.906.

杨震龙,马梦昆,解京明,等.螺钉断钉及钉帽打滑时螺钉的取出方法中国骨与关节损伤杂志,2010,25(3):376.

杨震,马龙,马梦昆,等.螺钉断钉及钉帽打滑时螺钉的取出方法.中国骨与关节损伤杂志,2010,25(4):376.

袁伟,吴成如,吴健,等.骨科通用手术器械的设计研制与在脊柱外科手术中的应用.颈腰痛杂志,2013,34(2):110.

袁伟,吴健,吴成如,等.骨科内植物与外固定系统通用拆装器械的设计研制与临床应用.生物骨科材料与临床研究,2013,10(4):57-59.

曾本强,杨勇,朱利军,等.顺向锤击在交锁髓内钉取出中的应用.中国骨与关节损伤杂志,2012,27(4):373-374.

张兴国,杜培泽,王忠伟,等.克氏针取出各型交锁髓内钉116例体会,中国骨与关节损伤杂志,2008,23(11):961-962.

朱敏,徐永清,邬江,等.一种取滑丝螺钉的方法.中国骨与关节损伤杂志,2012,27(5):475.

Alan RK, Baig R, Voss FR. Exchange femoral nailing: a new technique for removal of a broken nail. Am J Orthop, 2007, 36: 500-502.

Charnley GJ, Farrington WJ. Laparoscopic forceps removal of a broken tibial intramedullary nail. Injury, 1998, 29: 489-490.

Dawson Jr GR, Stader RO. Extractor for removing broken stuck intramedullary nail. Am J Orthop Surg, 1968, 10: 150-151.

Duncan JD, MacDonaid JD. Extraction of broken screws: technical note. Neurosurg, 1998, 42: 1399-1400.

Franklin JL, Winquist RA, Benirschke SK, Hansen Jr ST. Broken intramedullary nails. J Bone Joint Surg Am, 1988, 70: 1463-1471.

Giannoudis PV, Matthews SJ, Smith RM. Removal of the retained fragment of broken solid nails by the intra-medullary route. Injury, 2001, 32: 407-410.

Gosling T, Allami M, Koenemann B, et al. Minimally invasive exchange tibial nailing for a broken solid nail: case report and description of a new technique. J Orthop Trauma, 2005, 19: 744-747.

Gregory Jr PR. Removal of a broken solid-core intramedullary femoral nail using both antegrade and retrograde starting points. Orthopedics, 1997, 20: 1087-1089.

Hellemondt FJ, Haeff MJ. Removal of a broken solid intramedullary interlocking nail. A technical note. Acta Orthop Scand, 1996, 67: 512.

Kaab M J. Locked Internal Fixator Sensitivity of Screw Plate Stability to the Correct Insertion Angle of the Screw. J Orthop Trauma, 2004, 9(8): 483 - 487.

Khan FA. Retrieval of a broken intramedullary femoral nail. Injury, 1992, 23: 129 - 130.

Khan M, Schranz PJ, Ward MW. Removal of a broken intramedullary tibial nail using a hand reamer. Injury, 1997, 28: 693 - 694.

Lerner A, Calif E, Soudry M. Surgical options for broken intramedullary nail. J Orthop Trauma, 2004, 18: 706.

Levine JW, Georgiadis GM. Removal of a broken cannulated tibial nail: a simple intramedullary technique. J Orthop Trauma, 2004, 18: 247 - 249.

Levy O, Amit Y, Velkes S, Horoszowski H. A simple method for removal of a fractured intramedullary nail. J Bone Joint Surg Br, 1994, 76: 502.

Magu NK, Sharma AK, Singh R. Extraction of the broken intramedullary femoral nail-an innovative technique. Injury, 2004, 35: 1322 - 1323.

Maheshwari R, Tadross TS. Extracting broken intramedullary femoral nails. Orthopedics, 2006, 29: 880 - 881.

Maini L, Singh J, Agarwal P, et al. Removal of broken Kuntscher's nail: an innovative close technique. J Trauma, 2005, 59: 1518 - 1520.

Maini L, Upadhyay A, Aggarwal A, Dhaon BK. A new method of removing a fractured interlocked nail. Injury, 2002, 33: 261 - 262.

Marti A, Fankhauser C, Frenk A, et al. Biomechanical evaluation of the less invasive stabilization system for the internal fixation of distal femur fractures. J Orthop Trauma, 2001, 15: 482 - 487.

McGuire RA Jr. A method for removal of broken vertebral screws. OrthopRev, 1992, 21: 775 - 776.

Miyamoto K, Shimizu KJ, Ken Kouda DM, et al. Removal of broken pedicle screws. J. Neurosurg, 2001, 95: 150 - 151.

Sivananthan KS, Raveendran K, Kumar T, et al. A simple method for removal of a broken intramedullary nail. Injury, 2000, 31: 433 - 434.

Smith WR, Ziran BH, Anglen JO, et al. Locking plates: tips and tricks. J Bone Joint Surg (Am), 2007, 89: 298 - 307.

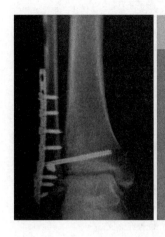

第四章
骨科金属内植物取出的并发症与处理

骨科金属内植物取出对骨科医生来说是很小的手术,但如果处理不当,也会产生并发症,甚至会造成严重后果。并发症在术中和术后均可发生。任何手术操作,预防并发症的重点都在于手术医师及护理人员。观察并发症变化并给予有效治疗,可显著提高患者满意度及整体疗效。

任何手术均有风险,内植物取出术除常见的伤口感染、医源性损伤、麻醉意外等并发症外,还有内植物残留、再骨折等一些特殊的手术并发症。在Richard 等的拔钉报道中,86 例患者中发生并发症的概率达 3%,包括 1 例再骨折、1 例桡神经损伤、1 例血肿形成。Sanderson 等报道在他们的 188 例病例组中,并发症发生率为 20%。他们建议拔钉需要高年资医生指导,低年资医生手术使 3 位患者出现了永久性的神经损伤。以下是取金属内植物术后常见的并发症及其处理方法。

一、神经血管损伤

虽然因取内植物手术发生血管神经损伤的患者可能不多,但还是要引起重视。如果因为取内植物手术发生血管神经损伤,使本来功能不错的肢体丧失功能,对患者来说是绝对不可能接受的。

内植物手术引起的解剖结构的改变及瘢痕组织,使切口周围的血管神经不容易辨别,因而造成损伤。另外,需要提醒的是,有些手术内植物很靠近血管神经,尤其要注意做好术前准备。如取脊柱椎弓根螺钉,如术前平片怀疑螺钉进入椎管的患者,有必要做 CT 以明确诊断,以免手术中电刀等造成神经损伤。而有的部位取出内植物造成损伤可能较大,但内植物对机体影响不大,就不建议患者取内植物,如肩胛骨、骨盆、肱骨干后侧、作椎管减压的椎弓根螺钉等。不同部位切口易损伤的血管神经如下表所示(表 4 - 1)。

表 4 - 1 切口部位与易损伤的血管神经对照表

切　口　部　位	易损伤的血管神经
桡骨远端掌侧切口	桡动脉
桡骨干掌侧切口	桡血管神经
尺骨切口	尺血管神经
桡骨小头后外侧切口	桡神经深支
肱骨远端后侧切口	尺神经
肱骨干后侧切口	桡神经
肱骨近端外侧切口	腋神经
脊柱切口	神经根
骨盆切口	股血管神经
股骨干外侧切口	股动脉穿支
胫骨平台后侧切口	腘血管神经
外踝切口	腓浅神经
内踝切口	大隐静脉

二、内植物残留

内植物残留可分为由于疏忽而遗忘取出的责任性残留和经努力而取不出的技术性残留。处理方法重在预防。

1. 责任性内植物残留　取内植物是小手术,正因如此,不少医生对此麻痹大意,造成一些不该发生的医疗纠纷。曾有医生取内植物,螺钉全部取出而钢板还留在体内。也有医生取髓内钉时,未取出锁钉的情况下取出主钉,造成锁钉断裂残留。这些都由于术前准备不足或麻痹、术中粗暴、术后不仔细观察造成,最后酿成很尴尬的局面。责任性残留虽然发生概率很低,但一旦发生,造成的影响相当恶劣。

责任性内植物残留是很严重的医疗差错。只要医护人员有足够的责任心,责任性的内植物残留均是可以避免的。建议取内植物手术结束前常规进行 C 型臂 X 光机透视,确认无内植物残留。对于钢缆、钢丝等易发生残留的尤其要小心(图 4 - 1)。

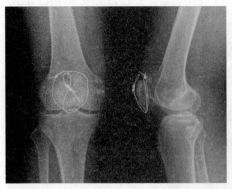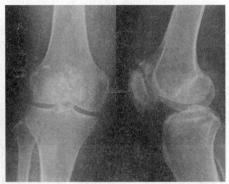

图 4-1 髌骨骨折愈合后钢缆取出,内植物残留

一旦发生责任性内植物残留,应做好患者及家属的解释沟通工作,征求他们的意见,早期进行二次内植物取出或不做处理。

2. 技术性内植物残留 临床中,由于各种原因,导致内植物取出困难,术后内植物残留的也不在少数。编者曾碰到一例青少年股骨颈骨折,3 枚钉固定术后取内植物,手术经多人努力,弄坏 2 把螺丝刀,但螺钉仍纹丝不动。最后,经过 1 个多小时手术,一枚也未取出。幸亏术前与患者及家属反复强调内植物取不出的可能性,家属也没什么意见。

为了减少技术性内植物残留的发生,编者认为可采取以下预防措施。

(1) 术前仔细阅读近期的 X 线片,观察有无断裂的内植物(图 4-2,图 4-3),确认内植物数目及位置,有无埋入骨内的、有无垫片等易残留物。确定内植物的生产公司,并通知准备相应型号的拔钉工具。

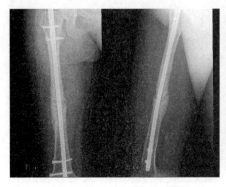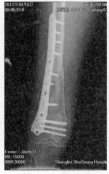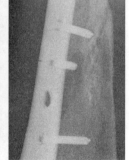

图 4-2 髓内钉锁钉断裂　　　　**图 4-3 钢板断裂**

强烈建议患者到原安装内植物的医院取内植物,最好由安装内植物的医生取,便于了解手术中的情况。

(2) 对于取出的内植物要观察有无断裂的痕迹,尤其注意 3.5 mm 空心钉、头端很细的骨片钉等比较容易断裂的内植物(图 4-4)。

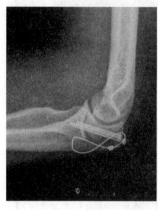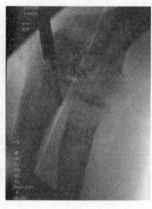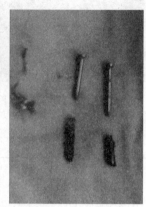

图 4-4　尺骨鹰嘴骨折内植物取出术中发生螺钉断裂

(3) 取内植物手术结束前建议常规 C 型臂 X 光机透视,确认无内植物残留。对于钢缆、钢丝等易发生残留的患者尤其小心。

(4) 对于一些较难取出的内植物,术前要与患者及家属沟通,可不做内植物取出,或术前告知内植物残留可能。如时间 3 年以上的内植物、年轻患者的股骨颈骨折术后的三枚钉,内植物取出一般较困难,除非患者坚持,一般不建议取出。

(5) 术中要随机应变。如由于某些原因,发生拔钉工具不配套,除让公司再送配套工具外,也可想一些临时办法,可能奏效。如取 DHS,发生主钉不配套,可用钢板带着主钉转出来。如锁钉钢板发生 1 枚锁钉螺钉滑牙,也可采用类似办法。髓内钉取出时如主钉改锥不配套,可用钢丝绕在取出的螺帽上,再拧回去带着主钉取出。

(6) 术中一旦发生内植物取出困难,一方面要采取各种办法尽量取出内植物,另一方面也要及时与患者及家属沟通,征求他们的意见。有时为了取出内植物,造成大量骨质丢失(图 4-5),甚至再骨折,得不偿失。放弃完全取出可能是最佳选择。

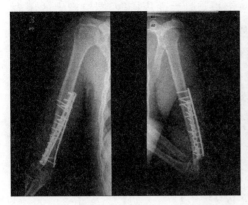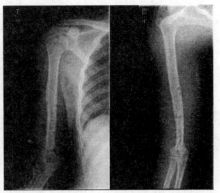

图 4-5　肱骨干取内植物,术中 3 枚螺钉滑牙,用空心环钻取出后造成较大骨缺损

三、再骨折

1. 再骨折定义　关于"再骨折",目前没有明确的定义,通常认为先前有过一次骨折后同一部位再次出现骨折。内植物术后的骨折可分金属内植物存留时的内植物周围骨折和金属内植物取出后再骨折,再骨折在术中和术后均可能发生。

内植物术后的再骨折的发生率较低,一般不超过 0.5%,但加压钢板内植物面世后,发生率已成数倍地增加,如股骨干几乎达 10%。

2. 再骨折的特点　金属内植物取出后再骨折的患者有以下几种特点。

(1) 多为中青年患者,这与中青年要求更早恢复活动,较少保护,因而更易受伤有关。

(2) 致伤外力较小,有的甚至没有明显外力。

(3) X 线片提示再骨折多为横断或短斜形,无移位或移位较小,属低能量损伤。

3. 再骨折的原因

(1) 应力遮挡效应:从生物力学角度看,骨折部位大部分生理负荷经金属传导,产生应力遮挡效应,依据 Wolff 定律在金属板下面造成骨质减少,骨皮质强度下降,这是内植物取出后再骨折的另一原因。Uhthoff 等人实验表明,钢板源性骨质减少是可逆的,只要钢板存在,骨的结构排列紊乱,钙化也不完全。一般钢板去除 4 个月后才可恢复正常。因此,内植物取出后 4 个月左右需对肢体附加保护。

（2）金属内植物致局部骨质疏松：钢板与骨大面积接触，螺钉产生的压力使钢板下骨的供血和静脉回流障碍，钢板下皮质骨持续性缺血，发生不同程度的坏死。死骨诱发了加速的哈佛氏系统重塑，钢板下的皮质骨因哈佛氏管数目增多而出现骨质疏松。而非钢板部位的骨质相对为正常骨组织，组织形态有差异的骨组织交界处为易发生骨折部位。

（3）手术中存在的问题：生物力学研究发现，在用钢板固定骨折时每侧骨折端需用螺钉至少穿透 7 层皮质才能牢固可靠，这要求每端至少需 3 个螺钉且穿透双层皮质。AO 组织推荐使用足够长的钢板，并且钢板末位螺钉应仅穿透一侧皮质，此项技术可缓解该处的应力集中。

（4）过早取出金属内植物：一般骨折内植物应在 1～1.5 年取出，下肢主要负重骨（如股骨粉碎性骨折），2～3 年取出更为妥当。X 线片上不仅仅是骨折线消失，而且要髓腔再通后，方可取金属内植物。

（5）过早负重：患者的重视程度不够，认为骨折已愈合可以正常活动，没有采取适当的保护措施，轻度的暴力即有导致再骨折的可能。关于金属内植物取出术后患肢负重的保护和活动量的控制，目前观点仍不统一。大多认为术后 4 个月内限制负重和扭转。患者和家属通常关心术后何时能恢复负重，何时能上班或体育活动。虽然没有明确的数据支持，Brumback 等通常建议患者进行髓内钉取出术后，一个赛季（通常情况下是 9 个月）后方可进行体育活动。

4. 再骨折的预防

（1）内植物时坚持生物固定原则：对骨折尤其是骨干骨折要由对内植物力学方面的偏重转向生物学方面偏重，强调保护骨折块的血运，及软组织的血运。骨干骨折首选交锁髓内钉，研究显示，髓内钉取出术后基本无再骨折的发生。如果条件许可，钢板要用有限接触动力加压钢板（LC - DCP）和点式接触固定（PC - Fix）以及 LISS 等全新概念的生物学钢板固定系统。

（2）取金属内植物前准备：不宜过早取出金属内植物，一般应在 1～1.5年取出，甚至 2～3 年方可取出，X 线片上须髓腔贯通。

取金属内植物术前仔细阅读 X 线片，排除延迟愈合或骨不连。如有钢板遮挡或不确定的，可做 CT 扫描。对于有骨质疏松或螺钉松动迹象的要推迟金属内植物取出时间。

（3）取金属内植物术中操作：术中操作要轻柔，不可使用蛮力，尤其在取金属内植物困难时。对于骨痂较多的部位，要紧贴钢板把骨痂去除。

对于一些需要功能锻炼的患者,如膝关节有粘连,想通过取金属内植物手术时一起松解的,切记应在金属内植物取出前先行手法松解后,再做金属内植物取出。

(4) 取金属内植物术后:取出后 3 个月左右需对肢体附加保护。做到早活动晚负重,功能锻炼不能急于求成,应在医生指导下进行功能锻炼;医务人员要有"内植物取出后有再骨折可能"这一概念,仔细操作,切忌暴力,尽量避免医源性损伤。

5.再骨折的治疗 再骨折的治疗,原则上再次手术的固定方法最好不同于第一次手术的方法,以闭合复位髓内钉固定或髓内钉加植骨术,少部分无移位的稳定型骨折,也可用支具或石膏外固定。

参 考 文 献

王欣,张世民,俞光荣,等. 四肢长管骨钢板内植物后再骨折的原因分析. 中国矫形外科杂志. 2004,(Z4):76 - 78.

Beaupre GS, Csongradi JJ. Refracture risk after plate removal in the forearm. J Orthop Trauma, 1996, 10 (2):87 - 92.

Brumback RJ, Ellison TS, Poka A, et al. Intramedullary nailing of femoral shaft fractures. Part III: Long-term effects of static interlocking fixation. J Bone Joint Surg Am, 1992, 74 (1):106 - 112.

Busam ML, Esther RJ, Obremskey WT. Hardware removal: indications and expectations. J Am Acad Orthop Surg, 2006, 14 (2):113 - 120.

Clamp J, Tsegaye M. Removal of metalwork from the lumbar spine. Eur Spine J, 2012, 21 (9):1898 - 1899.

Gorter EA, Vos DI, Sier CF, et al. Implant removal associated complications in children with limb fractures due to trauma. Eur J Trauma Emerg Surg, 2011, 37 (6):623 - 627.

Hak DJ, McElvany M. Removal of broken hardware. J Am Acad Orthop Surg, 2008, 16 (2):113 - 120.

Miller SD, Katcherian DA. Refracture after removal of a condylar plate from the distal third of the femur. J Bone Joint Surg Am, 1991, 73 (6):949 - 950.

Richards RH, Palmer JD, Clarke NM. Observations on removal of metal implants. Injury, 1992, 23 (1):25 - 28.

Rosson JW, Shearer JR. Refracture after the removal of plates from the forearm. An avoidable complication. J Bone Joint Surg Br, 1991, 73 (3):415 - 417.

Sanderson PL, Ryan W, Turner PG. Complications of metalwork removal. Injury, 1992, 23 (1): 29 - 30.

Shaer JA, Hileman BM, Newcomer JE, et al. Femoral neck fracture following hardware removal. Orthopedics, 2012, 35 (1): 83 - 87.

Vos D, Hanson B, Verhofstad M. Implant removal of osteosynthesis: the Dutch practice. Results of a survey. J Trauma Manag Outcomes, 2012, 6 (1): 6.

Williams AA, Witten DM, Duester R, et al. The benefits of implant removal from the foot and ankle. J Bone Joint Surg Am, 2012, 94 (14): 1316 - 1320.

Wu CC, Shih CH. Refracture after removal of a static-locked femoral nail. Acta Orthop Scand, 1995, 66 (3): 296 - 298.

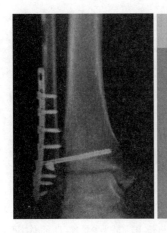

第五章
微创在骨科金属内植物取出术中的应用

手术是外科医生治疗疾病的基本手段，但手术却是一把双刃剑，手术本身也是一种损伤，如何在达到治疗目的的同时，尽可能地减少手术对患者造成的损伤，一直是外科医生追求的最高境界。自 1983 年英国外科医生 Wickham 首次提出"微创外科（minimally invasive surgery，MIS）"的概念以来，微创技术和微创理论在骨科中的运用取得了可喜的变化，成为现代骨科发展的重要方向。

骨科取内植物手术作为骨科常见手术当然也需要微创理论和技术，以尽可能小的损伤来达到取出内植物的目的。这是患者的要求，也是骨科医生的责任。

但需要指出的是，微创是以最小的侵袭和最少的生理干扰达到外科疗效的新型外科技术。它不仅仅是为了美观而采取小的切口，更重要的是具有更佳的内环境稳定状态、更轻的全身反应、更短的愈合时间、更少的瘢痕愈合，以及更好的心理效应。但是需要指出，微创不能完全与小切口等同起来，盲目选择小切口，而对皮下组织进行粗暴牵拉，反而有可能影响伤口愈合或延长手术时间，更有甚者，还会因显露不清误伤重要神经或血管组织，这就违背了微创的初衷。不少医生反对微创取骨科内植物，就是出于上述考虑。

显然真正的微创不是像上述这样的，微创取骨科内植物的精髓应由以下几个方面构成：① 术者要有丰富的解剖知识；② 借助于精确的定位或影像设备；③ 通过训练获得灵巧的操作技能；④ 在尽量减少误伤，最大限度保存机体组织完整性的前提下,缩小切口,并顺利地将骨科内植物取出。

以下介绍几种在骨科取金属内植物手术中常用的微创方法。

一、微创小切口取内植物

李春生等在国内较早介绍微创小切口取内植物。目前大部分四肢钢板螺丝钉可以常规通过微创小切口的方法取出。首先螺丝钉的取出要根据原手术切口瘢痕及皮下触摸,必要时在 C 型臂 X 光机下辅助定位,仅在螺钉相应部位做小切口(0.5~1 cm),用螺丝刀取出螺钉后,在钢板的一端做一稍大的小切口(1~2 cm),显露钢板,用骨膜剥离子沿钢板表面进行组织分离,建立钢板浅面隧道,然后再用骨膜剥离子或骨刀插入钢板下撬动钢板,或用螺丝刀顶住钢板一端用榔头轻轻敲打,使之松动,最后用尖嘴钳咬住钢板尾端从切口内抽出(图 5 - 1~图 5 - 3)。

微创小切口取内植物适用于四肢骨表面软组织覆盖较少,容易扪及钢板螺钉的部位,如尺桡骨、肱骨干前外侧、锁骨、胫腓骨、内外踝、股骨干外侧等。对于股骨近端、脊柱等有着丰富软组织覆盖的部位,由于钢板螺钉较深,切口太小不宜操作,不建议采用微创小切口的方法,建议使用内窥镜进行取内植物手术。

微创小切口取内植物手术尤其需要重视术前准备的环节,由于小切口未显露全部内植物,术前必须仔细读片,确认螺丝钉的位置数量,有无其他内植物(如钢丝、克氏针、垫片等),另外需要注意钢板螺钉是否被骨痂包裹。如术中遇到内植物取出困难,应立即转为切开手术,不必强求微创。

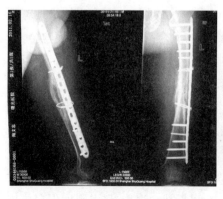
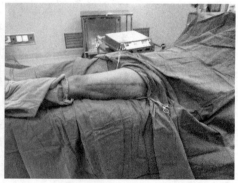

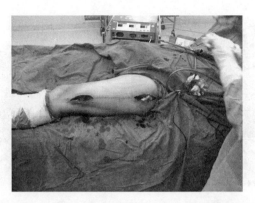

图 5-1　示例一,股骨干骨折术后 2 年,取钢板钢丝

　　注:取内植物近端和远端的短切口各约 5 cm,逐层分离,直视下暴露两端螺钉和钢丝。钢板中段没有切开,两端螺钉和钢丝取出后,用骨膜剥离子在钢板表面建立隧道,这样就可以从两端的两切口移动并取出钢板

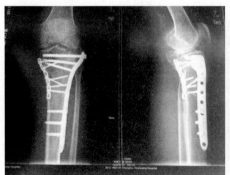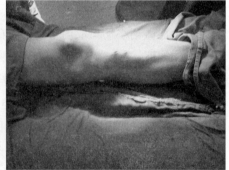

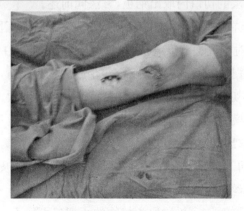

图 5-2　示例二,胫骨平台骨折术后 1 年半,取钢板

　　注:取内植物近端和远端的短切口各约 4 cm,钢板中段没有切开,两端螺钉取出后,用骨膜剥离子在钢板表面建立隧道,从近端切口取出钢板

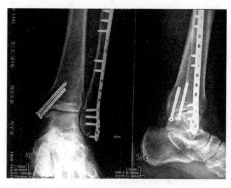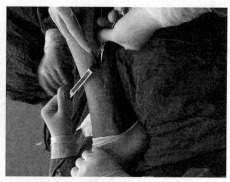

图 5-3　示例三，踝关节骨折术后 1 年，取腓骨钢板和内踝空心钉

注：取腓骨外侧原切口，但只切开有螺钉的部分，中间不切开，螺钉取出后，在两端撬动钢板，从远端切口取出钢板

二、模板法微创取内植物

在上述微创小切口取内植物的基础上，徐昕等介绍采用模板法取内植物。具体操作如下：首先在钢板易取的一端，做一 2 cm 的切口，钝性分离到钢板，显露钢板的一端和第 1、2 枚螺钉，用螺丝刀取出这 2 枚螺钉，将模板钢板在皮肤外根据内植物钢板位置重叠对齐，类似"投影状"放置，用已取出的 2 枚螺钉或克氏针插入已取出螺钉的螺钉孔里固定，防止模板钢板移动。按照模板上螺钉孔位置，用尖刀切开皮肤，并钝性分离皮下组织，然后用螺丝刀依次取出螺钉，最后在第一次的切口内取出钢板，方法同前述。

模板法的优点在于在小切口和不增加 X 线透视的前提下，提高了螺丝钉定位的准确性，尤其对于较长节段骨折，并且钢板有较多空位的患者，模板法具有明显的技术优势，并且该方法也不需要特殊的设备，简单易行，值得推广。当然模板法与前述微创小切口一样适用于软组织覆盖较少，远离重要血管神经的部位。

如图 5-4 将模板钢板在皮肤外根据内植物钢板位置重叠对齐，类似"投影状"放置，用已取出的 2 枚螺钉或克氏针插入已取出螺钉的螺钉孔里固定，防止模板钢板移动。按照模板上螺钉孔位置，用尖刀切开皮肤，并钝性分离皮下组织，然后用螺丝刀依次取出螺钉，最后取出钢板。

另外需要提醒的是，模板法取内植物的小切口可能不在原切口上，术后会产生新的瘢痕，术前需要向患者交代，取得患者的同意后方可进行。模板钢板应与内植物钢板为同一部位、同一厂家、同一型号。

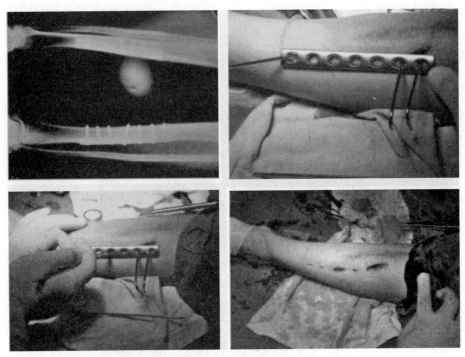

图 5-4　模板法取钢板

三、内窥镜辅助下微创取内植物

近年来不少骨科医生把关节镜技术应用到钢板内植物取出术中,实现可视情况下螺钉取出。关节镜技术在关节外应用的文献报道较少,制约其发展的瓶颈是关节腔外无工作腔隙。王晓峰等把骨膜剥离子从小切口进入,剥离钢板外侧软组织,形成人工腔隙,生理盐水充盈后成为关节镜工作腔隙,可以清楚地看到螺钉。从工作通道伸入螺丝刀,可以在直视下将螺钉拧出,然后取出钢板。尤其对于有较多软组织覆盖的部位(如股骨干、股骨近端、肱骨近端等),关节镜较微创小切口具有明显的优势,因为可以在镜下直视螺钉尾部,减少了螺钉尾部滑牙的风险。

杨华清等也在关节镜下取内植物钢板,其方法为在钢板两端做 2 个 2 cm 切口、中间 1 个 1 cm 切口,然后每个螺钉做 1 个 0.5 cm 切口取螺钉。这种方法切口较多,损伤相对大一些。编者认为似乎没有必要,且同意王晓峰等的方法,仅在钢板一端切 1 个 2 cm 切口,工作通道切 1 个 0.5 cm 切口,每个工作通道一般可以取 2 枚螺钉。

　　因为在手术过程当中进水通路与出水通路相通,进入的生理盐水可以顺利从出水通路流出,所以不会引起大量生理盐水在组织内蓄积,故一般不会发生骨筋膜室综合征。编者的病例及王晓峰等报道的病例无一例发生骨筋膜室综合征(图 5 - 5)。

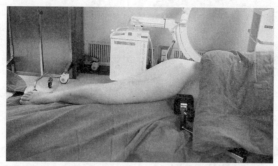

a. 股骨干骨折术后取钉

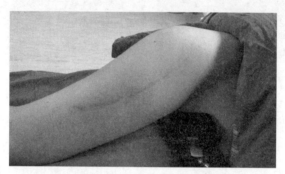

b. 可见长段的原手术切口瘢痕

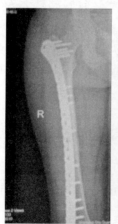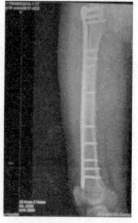

c. X线片可见长段股骨钢板

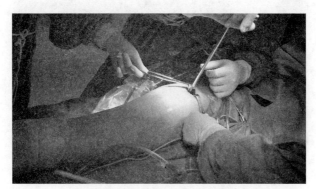

d. 先在股骨近端做一 4 cm 长的切口

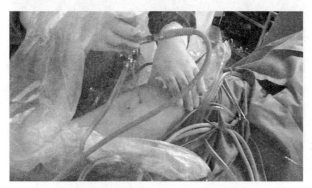

e. 股骨干部做 0.5 cm 的小切口，插入关节镜

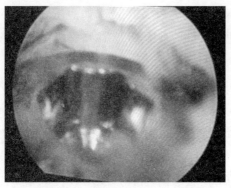

f. 关节镜下可见螺钉钉尾内六角螺帽

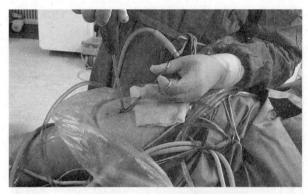

g. 从小切口内取出螺钉

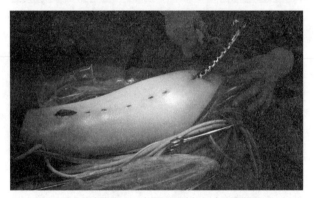

h. 取出全部螺钉后,从股骨近端切口内取出钢板

图 5 - 5　关节镜取股骨钢板示例

　　另外需要指出的是,在病例选择时,估计螺钉取出困难的患者,如有骨痂包绕钢板螺钉的病例不适于此手术方法。如前述微创小切口取内植物一样,一旦术中发现取钉困难,立即改行切开手术,不要强行在关节镜下完成取钉手术。

　　黄建明等将后路椎间盘镜用于取出股骨上端的空心加压钉和 PFN/PFNA 内植物系统,这也是较好的创新,对于已具备该设备的医院可以尝试。该方法比常规切开取股骨上端内植物创伤小、出血少、术后恢复快。编者认为使用后路椎间盘镜与关节镜的原理相同,后路椎间盘镜的工作通道管直径1.6 cm,比关节镜的工作通道管(直径一般在 0.6 cm)粗,但在股骨近端处由于软组织丰厚,使用椎间盘镜比关节镜可能更方便,但唯一缺点是对于大多数医院椎间盘镜可能不如关节镜来得普及。当然对于基层医院不具备关节镜、椎间盘镜等设备,只能采用前述小切口微创的方法了。

四、结论

　　微创一直是外科医生追求的目标,也是"以人为本、大医精诚"的具体体现。但作为骨科医生不能为了微创而微创,一旦微创达不到手术的效果,或给患者带来风险,甚至对患者造成损害的则应果断放弃微创,改为传统切开手术。

　　另外对于目前尚无法应用微创进行取内植物的手术,骨科医生应积极进行探索创新,发明新的设备器械,在保证患者安全和能顺利取出内植物的前提下,大力发展微创手术,最终让患者受益。

参 考 文 献

黄建明,冯旭,李承,等. 内窥镜辅助下微创取出股骨近端骨折内植物的临床分析. 中华现代外科学杂志. 2010,7(3):133-135.

李春生,唐刚,程建斌,等. 小切口行胫骨内植物钢板取出术. 骨与关节损伤杂志. 2003,18(12):848.

刘玉杰,王志刚,贾金鹏,等. 关节镜微创技术在关节外的应用与疗效. 中国矫形外科杂志. 2004,12(22):1645-1647.

王晓峰,陈百成,师晨霞,等. 关节镜辅助下微创股骨内植物钢板取出. 实用骨科学杂志. 2008,14(11):644-645.

徐昕,张卫国,董耕,等. 微创模板法内植物钢板取出术. 中华骨科杂志. 2008,28(3):244-245.

杨华清,张卫国,徐昕,等. 关节镜下内植物钢板取出. 中国骨与关节损伤杂志. 2007,22(1):78-79.

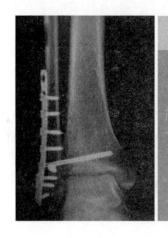

第六章
骨科金属内植物取出后的管理及法律法规

骨科金属内植物取出后如何处理,目前并没有明确的管理规范,有人认为内植物是医院出售给患者的商品,如取出后应该归还患者,由患者自行处理。也有人认为取出的内植物属于医疗废物,应由医疗机构负责处理,不能交给患者。

根据国务院颁布的《医疗废物管理条例》(2003年,详见附件1)的要求,卫生部和国家环境保护总局制定了《医疗废物分类目录》(详见附件2),目录中将医疗废物分为5大类,分别是感染性废物、病理性废物、损伤性废物、药物性废物和化学性废物,具体有以下几种分类。

1. 感染性废物 指携带病原微生物具有引发感染性疾病传播危险的医疗废物,包括被患者血液、体液、排泄物污染的物品,传染病患者产生的垃圾等。

2. 病理性废物 指在诊疗过程中产生的人体废弃物和医学试验动物尸体,包括手术中产生的废弃人体组织、病理切片后废弃的人体组织、病理蜡块等。

3. 损伤性废物 指能够刺伤或割伤人体的废弃的医用锐器,包括医用针、解剖刀、手术刀、玻璃试管等。

4. 药物性废物 指过期、淘汰、变质或被污染的废弃药品,包括废弃的一般性药品,废弃的细胞毒性药物和遗传毒性药物等。

5. 化学性废物 指具有毒性、腐蚀性、易燃易爆性的废弃化学物品,如废弃的化学试剂、化学消毒剂、汞血压计、汞温度计等。

　　《医疗废物分类目录》明确将使用后的一次性使用医疗用品及一次性医疗器械视为感染性废物。骨科金属内植物属于一次性医疗器械范围内,因而骨科金属内植物取出后应按感染性废物进行处理,所以内植物取出后不能交给患者,应由医疗机构统一运送到县级以上人民政府环境保护行政主管部门批准的医疗废物集中处置单位进行处理。

　　根据《医疗废物管理条例》,医疗机构应对取出的内植物进行规范管理,建立严格的管理制度,由专门的部门和人员负责,对取出的内植物进行登记,内容包括来源患者的信息、内植物的种类、重量或者数量、交接时间、处置方法、最终去向以及经办人签名等项目。登记资料至少保存 3 年。

　　对于不具备集中处置条件的基层医疗卫生机构应当按照县级人民政府卫生行政主管部门、环境保护行政主管部门的要求,自行就地处置。自行处置内植物时,应当符合以下基本要求:

　　(1) 使用后的一次性医疗器具,应当消毒并作毁形处理。

　　(2) 能够焚烧的,应当及时焚烧。

　　(3) 不能焚烧的,消毒后集中填埋。

　　医疗废物标志如图所示(图 6-1)。

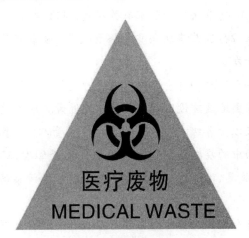

图 6-1　医疗废物标志

附件1

医疗废物管理条例

第一章　总则

第一条　为了加强医疗废物的安全管理,防止疾病传播,保护环境,保障人体健康,根据《中华人民共和国传染病防治法》和《中华人民共和国固体废物污染环境防治法》,制定本条例。

第二条　本条例所称医疗废物,是指医疗卫生机构在医疗、预防、保健以及其他相关活动中产生的具有直接或者间接感染性、毒性以及其他危害性的废物。

医疗废物分类目录,由国务院卫生行政主管部门和环境保护行政主管部门共同制定、公布。

第三条　本条例适用于医疗废物的收集、运送、贮存、处置以及监督管理等活动。

医疗卫生机构收治的传染病患者或者疑似传染病患者产生的生活垃圾,按照医疗废物进行管理和处置。

医疗卫生机构废弃的麻醉、精神、放射性、毒性等药品及其相关的废物的管理,依照有关法律、行政法规和国家有关规定、标准执行。

第四条　国家推行医疗废物集中无害化处置,鼓励有关医疗废物安全处置技术的研究与开发。

县级以上地方人民政府负责组织建设医疗废物集中处置设施。

国家对边远贫困地区建设医疗废物集中处置设施给予适当的支持。

第五条　县级以上各级人民政府卫生行政主管部门,对医疗废物收集、运送、贮存、处置活动中的疾病防治工作实施统一监督管理;环境保护行政主管部门,对医疗废物收集、运送、贮存、处置活动中的环境污染防治工作实施统一监督管理。

县级以上各级人民政府其他有关部门在各自的职责范围内负责与医疗废物处置有关的监督管理工作。

第六条　任何单位和个人有权对医疗卫生机构、医疗废物集中处置单位和监督管理部门及其工作人员的违法行为进行举报、投诉、检举和控告。

第二章　医疗废物管理的一般规定

第七条　医疗卫生机构和医疗废物集中处置单位,应当建立、健全医疗废物管理责任制,其法定代表人为第一责任人,切实履行职责,防止因医疗废物导致传染病传播和环境污染事故。

第八条　医疗卫生机构和医疗废物集中处置单位,应当制定与医疗废物安全处置有关的规章制度和在发生意外事故时的应急方案;设置监控部门或者专(兼)职人员,负责检查、督促、落实本单位医疗废物的管理工作,防止违反本条例的行为发生。

第九条　医疗卫生机构和医疗废物集中处置单位,应当对本单位从事医疗废物收集、运送、贮存、处置等工作的人员和管理人员,进行相关法律和专业技术、安全防护以及紧急处理等知识的培训。

第十条　医疗卫生机构和医疗废物集中处置单位,应当采取有效的职业卫生防护措施,为从事医疗废物收集、运送、贮存、处置等工作的人员和管理人员,配备必要的防护用品,定期进行健康检查;必要时,对有关人员进行免疫接种,防止其受到健康损害。

第十一条　医疗卫生机构和医疗废物集中处置单位,应当依照《中华人民共和国固体废物污染环境防治法》的规定,执行危险废物转移联单管理制度。

第十二条　医疗卫生机构和医疗废物集中处置单位,应当对医疗废物进行登记,登记内容应当包括医疗废物的来源、种类、重量或者数量、交接时间、处置方法、最终去向以及经办人签名等项目。登记资料至少保存3年。

第十三条　医疗卫生机构和医疗废物集中处置单位,应当采取有效措施,防止医疗废物流失、泄漏、扩散。

发生医疗废物流失、泄漏、扩散时,医疗卫生机构和医疗废物集中处置单位应当采取减少危害的紧急处理措施,对致病人员提供医疗救护和现场救援;同时向所在地的县级人民政府卫生行政主管部门、环境保护行政主管部门报告,并向可能受到危害的单位和居民通报。

第十四条　禁止任何单位和个人转让、买卖医疗废物。

禁止在运送过程中丢弃医疗废物;禁止在非贮存地点倾倒、堆放医疗废物或者将医疗废物混入其他废物和生活垃圾。

第十五条　禁止邮寄医疗废物。

禁止通过铁路、航空运输医疗废物。

有陆路通道的,禁止通过水路运输医疗废物;没有陆路通道必需经水路运输医疗废物的,应当经设区的市级以上人民政府环境保护行政主管部门批准,并采取严格的环境保护措施后,方可通过水路运输。

禁止将医疗废物与旅客在同一运输工具上载运。

禁止在饮用水源保护区的水体上运输医疗废物。

第三章　医疗卫生机构对医疗废物的管理

第十六条　医疗卫生机构应当及时收集本单位产生的医疗废物,并按照类别分置于防渗漏、防锐器穿透的专用包装物或者密闭的容器内。

医疗废物专用包装物、容器,应当有明显的警示标识和警示说明。

医疗废物专用包装物、容器的标准和警示标识的规定,由国务院卫生行政主管部门和环境保护行政主管部门共同制定。

第十七条　医疗卫生机构应当建立医疗废物的暂时贮存设施、设备,不得露天存放医疗废物;医疗废物暂时贮存的时间不得超过2天。

医疗废物的暂时贮存设施、设备,应当远离医疗区、食品加工区和人员活动区以及生活垃圾存放场所,并设置明显的警示标识和防渗漏、防鼠、防蚊蝇、防蟑螂、防盗以及预防儿童接触等安全措施。

医疗废物的暂时贮存设施、设备应当定期消毒和清洁。

第十八条　医疗卫生机构应当使用防渗漏、防遗撒的专用运送工具,按照本单位确定的内部医疗废物运送时间、路线,将医疗废物收集、运送至暂时贮存地点。

运送工具使用后应当在医疗卫生机构内指定的地点及时消毒和清洁。

第十九条　医疗卫生机构应当根据就近集中处置的原则,及时将医疗废物交由医疗废物集中处置单位处置。

医疗废物中病原体的培养基、标本和菌种、毒种保存液等高危险废物,在交医疗废物集中处置单位处置前应当就地消毒。

第二十条　医疗卫生机构产生的污水、传染病患者或者疑似传染病患者的排泄物,应当按照国家规定严格消毒;达到国家规定的排放标准后,方可排入污水处理系统。

第二十一条　不具备集中处置医疗废物条件的农村,医疗卫生机构应当按照县级人民政府卫生行政主管部门、环境保护行政主管部门的要求,自行就地处置其产生的医疗废物。自行处置医疗废物的,应当符合下列基本要求:

(一)使用后的一次性医疗器具和容易致人损伤的医疗废物,应当消毒并作毁形处理;

（二）能够焚烧的，应当及时焚烧；

（三）不能焚烧的，消毒后集中填埋。

第四章　医疗废物的集中处置

第二十二条　从事医疗废物集中处置活动的单位，应当向县级以上人民政府环境保护行政主管部门申请领取经营许可证；未取得经营许可证的单位，不得从事有关医疗废物集中处置的活动。

第二十三条　医疗废物集中处置单位，应当符合下列条件：

（一）具有符合环境保护和卫生要求的医疗废物贮存、处置设施或者设备；

（二）具有经过培训的技术人员以及相应的技术工人；

（三）具有负责医疗废物处置效果检测、评价工作的机构和人员；

（四）具有保证医疗废物安全处置的规章制度。

第二十四条　医疗废物集中处置单位的贮存、处置设施，应当远离居（村）民居住区、水源保护区和交通干道，与工厂、企业等工作场所有适当的安全防护距离，并符合国务院环境保护行政主管部门的规定。

第二十五条　医疗废物集中处置单位应当至少每2天到医疗卫生机构收集、运送一次医疗废物，并负责医疗废物的贮存、处置。

第二十六条　医疗废物集中处置单位运送医疗废物，应当遵守国家有关危险货物运输管理的规定，使用有明显医疗废物标识的专用车辆。医疗废物专用车辆应当达到防渗漏、防遗撒以及其他环境保护和卫生要求。

运送医疗废物的专用车辆使用后，应当在医疗废物集中处置场所内及时进行消毒和清洁。

运送医疗废物的专用车辆不得运送其他物品。

第二十七条　医疗废物集中处置单位在运送医疗废物过程中应当确保安全，不得丢弃、遗撒医疗废物。

第二十八条　医疗废物集中处置单位应当安装污染物排放在线监控装置，并确保监控装置经常处于正常运行状态。

第二十九条　医疗废物集中处置单位处置医疗废物，应当符合国家规定的环境保护、卫生标准、规范。

第三十条　医疗废物集中处置单位应当按照环境保护行政主管部门和卫生行政主管部门的规定，定期对医疗废物处置设施的环境污染防治和卫生学效果进行检测、评价。检测、评价结果存入医疗废物集中处置单位档案,每半年向所在地环境保护行政主管部门和卫生行政主管部门报告一次。

第三十一条 医疗废物集中处置单位处置医疗废物,按照国家有关规定向医疗卫生机构收取医疗废物处置费用。

医疗卫生机构按照规定支付的医疗废物处置费用,可以纳入医疗成本。

第三十二条 各地区应当利用和改造现有固体废物处置设施和其他设施,对医疗废物集中处置,并达到基本的环境保护和卫生要求。

第三十三条 尚无集中处置设施或者处置能力不足的城市,自本条例施行之日起,设区的市级以上城市应当在1年内建成医疗废物集中处置设施;县级市应当在2年内建成医疗废物集中处置设施。县(旗)医疗废物集中处置设施的建设,由省、自治区、直辖市人民政府规定。

在尚未建成医疗废物集中处置设施期间,有关地方人民政府应当组织制定符合环境保护和卫生要求的医疗废物过渡性处置方案,确定医疗废物收集、运送、处置方式和处置单位。

第五章 监督管理

第三十四条 县级以上地方人民政府卫生行政主管部门、环境保护行政主管部门,应当依照本条例的规定,按照职责分工,对医疗卫生机构和医疗废物集中处置单位进行监督检查。

第三十五条 县级以上地方人民政府卫生行政主管部门,应当对医疗卫生机构和医疗废物集中处置单位从事医疗废物的收集、运送、贮存、处置中的疾病防治工作,以及工作人员的卫生防护等情况进行定期监督检查或者不定期的抽查。

第三十六条 县级以上地方人民政府环境保护行政主管部门,应当对医疗卫生机构和医疗废物集中处置单位从事医疗废物收集、运送、贮存、处置中的环境污染防治工作进行定期监督检查或者不定期的抽查。

第三十七条 卫生行政主管部门、环境保护行政主管部门应当定期交换监督检查和抽查结果。在监督检查或者抽查中发现医疗卫生机构和医疗废物集中处置单位存在隐患时,应当责令立即消除隐患。

第三十八条 卫生行政主管部门、环境保护行政主管部门接到对医疗卫生机构、医疗废物集中处置单位和监督管理部门及其工作人员违反本条例行为的举报、投诉、检举和控告后,应当及时核实,依法作出处理,并将处理结果予以公布。

第三十九条　卫生行政主管部门、环境保护行政主管部门履行监督检查职责时,有权采取下列措施:

(一)对有关单位进行实地检查,了解情况,现场监测,调查取证;

(二)查阅或者复制医疗废物管理的有关资料,采集样品;

(三)责令违反本条例规定的单位和个人停止违法行为;

(四)查封或者暂扣涉嫌违反本条例规定的场所、设备、运输工具和物品;

(五)对违反本条例规定的行为进行查处。

第四十条　发生因医疗废物管理不当导致传染病传播或者环境污染事故,或者有证据证明传染病传播或者环境污染的事故有可能发生时,卫生行政主管部门、环境保护行政主管部门应当采取临时控制措施,疏散人员,控制现场,并根据需要责令暂停导致或者可能导致传染病传播或者环境污染事故的作业。

第四十一条　医疗卫生机构和医疗废物集中处置单位,对有关部门的检查、监测、调查取证,应当予以配合,不得拒绝和阻碍,不得提供虚假材料。

第六章　法律责任

第四十二条　县级以上地方人民政府未依照本条例的规定,组织建设医疗废物集中处置设施或者组织制定医疗废物过渡性处置方案的,由上级人民政府通报批评,责令限期建成医疗废物集中处置设施或者组织制定医疗废物过渡性处置方案;并可以对政府主要领导人、负有责任的主管人员,依法给予行政处分。

第四十三条　县级以上各级人民政府卫生行政主管部门、环境保护行政主管部门或者其他有关部门,未按照本条例的规定履行监督检查职责,发现医疗卫生机构和医疗废物集中处置单位的违法行为不及时处理,发生或者可能发生传染病传播或者环境污染事故时未及时采取减少危害措施,以及有其他玩忽职守、失职、渎职行为的,由本级人民政府或者上级人民政府有关部门责令改正,通报批评;造成传染病传播或者环境污染事故的,对主要负责人、负有责任的主管人员和其他直接责任人员依法给予降级、撤职、开除的行政处分;构成犯罪的,依法追究刑事责任。

第四十四条　县级以上人民政府环境保护行政主管部门,违反本条例的规定发给医疗废物集中处置单位经营许可证的,由本级人民政府或者上级人民政府环境保护行政主管部门通报批评,责令收回违法发给的证书;并可以对主要负责人、负有责任的主管人员和其他直接责任人员依法给予行政处分。

第四十五条　医疗卫生机构、医疗废物集中处置单位违反本条例规定,有下列情形之一的,由县级以上地方人民政府卫生行政主管部门或者环境保护行政主管部门按照各自的职责责令限期改正,给予警告;逾期不改正的,处2 000元以上5 000元以下的罚款:

(一) 未建立、健全医疗废物管理制度,或者未设置监控部门或者专(兼)职人员的;

(二) 未对有关人员进行相关法律和专业技术、安全防护以及紧急处理等知识的培训的;

(三) 未对从事医疗废物收集、运送、贮存、处置等工作的人员和管理人员采取职业卫生防护措施的;

(四) 未对医疗废物进行登记或者未保存登记资料的;

(五) 对使用后的医疗废物运送工具或者运送车辆未在指定地点及时进行消毒和清洁的;

(六) 未及时收集、运送医疗废物的;

(七) 未定期对医疗废物处置设施的环境污染防治和卫生学效果进行检测、评价,或者未将检测、评价效果存档、报告的。

第四十六条　医疗卫生机构、医疗废物集中处置单位违反本条例规定,有下列情形之一的,由县级以上地方人民政府卫生行政主管部门或者环境保护行政主管部门按照各自的职责责令限期改正,给予警告,可以并处5 000元以下的罚款;逾期不改正的,处5 000元以上3万元以下的罚款:

(一) 贮存设施或者设备不符合环境保护、卫生要求的;

(二) 未将医疗废物按照类别分置于专用包装物或者容器的;

(三) 未使用符合标准的专用车辆运送医疗废物或者使用运送医疗废物的车辆运送其他物品的;

(四) 未安装污染物排放在线监控装置或者监控装置未经常处于正常运行状态的。

第四十七条　医疗卫生机构、医疗废物集中处置单位有下列情形之一的,由县级以上地方人民政府卫生行政主管部门或者环境保护行政主管部门按照各自的职责责令限期改正,给予警告,并处5 000元以上1万元以下的罚款;逾期不改正的,处 1 万元以上 3 万元以下的罚款;造成传染病传播或者环境污染事故的,由原发证部门暂扣或者吊销执业许可证件或者经营许可证件;构成犯罪的,依法追究刑事责任:

(一)在运送过程中丢弃医疗废物,在非贮存地点倾倒、堆放医疗废物或者将医疗废物混入其他废物和生活垃圾的;

(二)未执行危险废物转移联单管理制度的;

(三)将医疗废物交给未取得经营许可证的单位或者个人收集、运送、贮存、处置的;

(四)对医疗废物的处置不符合国家规定的环境保护、卫生标准、规范的;

(五)未按照本条例的规定对污水、传染病患者或者疑似传染病患者的排泄物,进行严格消毒,或者未达到国家规定的排放标准,排入污水处理系统的;

(六)对收治的传染病患者或者疑似传染病患者产生的生活垃圾,未按照医疗废物进行管理和处置的。

第四十八条 医疗卫生机构违反本条例规定,将未达到国家规定标准的污水、传染病患者或者疑似传染病患者的排泄物排入城市排水管网的,由县级以上地方人民政府建设行政主管部门责令限期改正,给予警告,并处 5 000 元以上 1 万元以下的罚款;逾期不改正的,处 1 万元以上 3 万元以下的罚款;造成传染病传播或者环境污染事故的,由原发证部门暂扣或者吊销执业许可证件;构成犯罪的,依法追究刑事责任。

第四十九条 医疗卫生机构、医疗废物集中处置单位发生医疗废物流失、泄漏、扩散时,未采取紧急处理措施,或者未及时向卫生行政主管部门和环境保护行政主管部门报告的,由县级以上地方人民政府卫生行政主管部门或者环境保护行政主管部门按照各自的职责责令改正,给予警告,并处 1 万元以上 3 万元以下的罚款;造成传染病传播或者环境污染事故的,由原发证部门暂扣或者吊销执业许可证件或者经营许可证件;构成犯罪的,依法追究刑事责任。

第五十条 医疗卫生机构、医疗废物集中处置单位,无正当理由,阻碍卫生行政主管部门或者环境保护行政主管部门执法人员执行职务,拒绝执法人员进入现场,或者不配合执法部门的检查、监测、调查取证的,由县级以上地方人民政府卫生行政主管部门或者环境保护行政主管部门按照各自的职责责令改正,给予警告;拒不改正的,由原发证部门暂扣或者吊销执业许可证件或者经营许可证件;触犯《中华人民共和国治安管理处罚条例》,构成违反治安管理行为的,由公安机关依法予以处罚;构成犯罪的,依法追究刑事责任。

第五十一条　不具备集中处置医疗废物条件的农村,医疗卫生机构未按照本条例的要求处置医疗废物的,由县级人民政府卫生行政主管部门或者环境保护行政主管部门按照各自的职责责令限期改正,给予警告;逾期不改正的,处1000元以上5000元以下的罚款;造成传染病传播或者环境污染事故的,由原发证部门暂扣或者吊销执业许可证件;构成犯罪的,依法追究刑事责任。

第五十二条　未取得经营许可证从事医疗废物的收集、运送、贮存、处置等活动的,由县级以上地方人民政府环境保护行政主管部门责令立即停止违法行为,没收违法所得,可以并处违法所得1倍以下的罚款。

第五十三条　转让、买卖医疗废物,邮寄或者通过铁路、航空运输医疗废物,或者违反本条例规定通过水路运输医疗废物的,由县级以上地方人民政府环境保护行政主管部门责令转让、买卖双方、邮寄人、托运人立即停止违法行为,给予警告,没收违法所得;违法所得5000元以上的,并处违法所得2倍以上5倍以下的罚款;没有违法所得或者违法所得不足5000元的,并处5000元以上2万元以下的罚款。

承运人明知托运人违反本条例的规定运输医疗废物,仍予以运输的,或者承运人将医疗废物与旅客在同一工具上载运的,按照前款的规定予以处罚。

第五十四条　医疗卫生机构、医疗废物集中处置单位违反本条例规定,导致传染病传播或者发生环境污染事故,给他人造成损害的,依法承担民事赔偿责任。

第七章　附则

第五十五条　计划生育技术服务、医学科研、教学、尸体检查和其他相关活动中产生的具有直接或者间接感染性、毒性以及其他危害性废物的管理,依照本条例执行。

第五十六条　军队医疗卫生机构医疗废物的管理由中国人民解放军卫生主管部门参照本条例制定管理办法。

第五十七条　此条例自公布之日起施行。

第八章　医疗废物的性质与管理

医疗废物也称医疗垃圾,是指诊断、治疗人或动物的免疫过程中,在相关的研究过程中,在生物制品的制备或检测过程中产生的废弃物,包括医院诊所、卫生防疫、保健、检验等与医疗卫生有关的单位排出的全部垃圾的总称。国家环保局、国家经贸委、外经贸部、公安部于1998年1月4日颁布了环发[1998]089号《国家危险废物名录》,明确指出医疗垃圾属于危险废物。国务院、卫生部、国家环境保护总局先后颁发了《医疗废物管理条例》、《医疗卫生机构医疗废物管理办法》、《医疗废物管理行政处罚办法》、《危险废物转移联单管理办法》、《危险废物污染防治技术政策》等法律法规以及技术标准,要求对医疗垃圾严格管理,实施申报登记制度、转移联单制度和许可证制度,解决因医疗垃圾管理处置不当造成的环境污染、疾病传播。

第九章　医疗废物处理处置技术

目前,医疗废物的处理处置技术主要包括焚烧、高压蒸气灭菌、等离子体、微波辐射、破碎高压消毒、化学消毒等,其中,焚烧是医疗垃圾最普遍的无害化处理方式。1986年国务院颁布的57号文件便明确规定:"医院垃圾及其他单位有毒有害废弃物,须经单独收运焚烧处理。"2001年国家环境保护总局、国家经济贸易委员会、科学技术部颁布的《危险废物污染防治技术政策》第9.1条明文规定医院临床废物宜建设专用焚烧设施进行处置,禁止一次性医疗器具和敷料的回收利用。2003年卫生部颁布的《医疗卫生机构医疗废物管理办法》细则中也规定:"能够焚烧的,应当及时焚烧"。同年,国家环境保护总局、国家质量监督检验检疫总局、国家发展和改革委员会联合发布了《GB 19218-2003 医疗废物焚烧炉技术要求》(试行),规范实施医疗垃圾焚烧处理。

第十章　医疗废物焚烧炉

在理想状态下,医疗垃圾进入焚烧炉后,依次经过干燥、热解和燃烧三个阶段,其中的有机可燃物在高温条件下完全燃烧,生成二氧化碳气体,并释放热量。影响医疗垃圾焚烧的主要技术因素包括:医疗垃圾的性质、停留时间、温度、湍流度、空气过剩系数等。其中停留时间、温度、湍流度称为"3T"要素,是反映焚烧炉性能的主要指标,是焚烧炉以及烟气净化系统研发设计过程中的关键。四川长城环境科学与工程研究所研发的除尘净化垃圾热解焚烧炉工作过程是垃圾从垃圾进口进入垃圾干燥热解室进行干燥,经旋转炉盘搅拌、粉碎研磨后进入垃圾燃烧室进行燃烧,产生上升热气,其内含有的粗大尘粒被抛掷在上炉体内壁和逆流方向运动的固体垃圾上,再次干燥垃圾,最后反复落入燃烧室多次燃烧。同时燃烧室内进行缺氧燃烧后的烟尘(微细粉尘)经净化系统,净化后烟气经集气室进混合室与空气混合再通入烟气燃烧室完全燃烧。

也可在烟气燃烧室出口处烟囱内喷射预热空气,产生自燃,充分燃烧裂解。尾气经射流器产生微负压由烟囱对尾气高空排放。滤带主要依靠惯性碰撞、直接拦截、扩散、重力沉降、静电吸引等综合筛滤获得除尘净化。同时除尘后被污染的滤料按调节速度,缓慢落入伞形筛分器清筛,洁净的滤料经炉体外输送装置或由人工再送入滤带,使滤料循环使用。

附件 2

医疗废物分类目录

类别	特 征	常见组分或者废物名称
感染性废物	携带病原微生物具有引发感染性疾病传播危险的医疗废物	(1) 被患者血液、体液、排泄物污染的物品,包括:① 棉球、棉签、引流棉条、纱布及其他各种敷料;② 一次性使用卫生用品、一次性使用医疗用品及一次性医疗器械;③ 废弃的被服;④ 其他被患者血液、体液、排泄物污染的物品 (2) 医疗机构收治的隔离传染病患者或者疑似传染病患者产生的生活垃圾 (3) 病原体的培养基、标本和菌种、毒种保存液 (4) 各种废弃的医学标本 (5) 废弃的血液、血清 (6) 使用后的一次性使用医疗用品及一次性医疗器械视为感染性废物
病理性废物	诊疗过程中产生的人体废弃物和医学实验动物尸体等	(1) 手术及其他诊疗过程中产生的废弃的人体组织、器官等 (2) 医学实验动物的组织、尸体 (3) 病理切片后废弃的人体组织、病理蜡块等
损伤性废物	能够刺伤或者割伤人体的废弃的医用锐器	(1) 医用针头、缝合针 (2) 各类医用锐器,包括解剖刀、手术刀、备皮刀、手术锯等 (3) 载玻片、玻璃试管、玻璃安瓿等
药物性废物	过期、淘汰、变质或者被污染的废弃的药品	(1) 废弃的一般性药品,如:抗生素、非处方类药品等 (2) 废弃的细胞毒性药物和遗传毒性药物,包括:① 致癌性药物,如硫唑嘌呤、苯丁酸氮芥、萘氮芥、环孢霉素、环磷酰胺、苯丙胺酸氮芥、司莫司汀、三苯氧氨、硫替派等;② 可疑致癌性药物,如:顺铂、丝裂霉素、阿霉素、苯巴比妥等;③ 免疫抑制剂 (3) 废弃的疫苗、血液制品等
化学性废物	具有毒性、腐蚀性、易燃易爆性的废弃的化学物品	(1) 医学影像室、实验室废弃的化学试剂 (2) 废弃的过氧乙酸、戊二醛等化学消毒剂 (3) 废弃的汞血压计、汞温度计

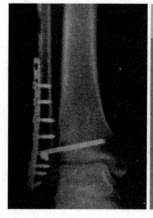
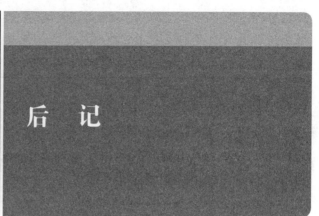

后　记

　　编者本人无意中上网看到有一个骨科的论坛（医学教育网 www.med66.com），大家都在上面讨论内植物取不出的各种情形，以及最后是如何解决的。编者认为，这是很多书本上没有的知识，以后就特别关注这个论坛，并查阅国内外相关关文献，整理了一些资料，然后很自然地就萌发了编写本书的想法。

　　目前，从政府的卫生行政机构以及医院的管理部门来看，对于骨科内植物取出的管理也尚无系统完整的规范。编者就以上几个方面查阅了一些文献，并结合自己在临床实践中的经验，编写了本书。另外，医生经常会碰到不少患者咨询有关取内植物的法律问题，编者请教了相关的法律界人士，将有关内容纳入了本书，供广大临床医生和患者参考。目前，国内外已就很多临床问题制定了相关的临床实践指南，为广大的临床工作人员在实践中提供了重要的参考依据，编者也在此呼吁中华医学会骨科分会能组织有关专家就内植物取出也能制定相关的临床实践指南。

　　我科陈羽医生善于美术，为术中插图做了大量修改和美化工作，花费了大量的业余时间。本书副主编刘印文于 2016 年 11 月 1 日因病去世，年仅 46 岁。他是本书第三章的执笔人，第三章是本书中最主要的章节，他为本书的编写作出了巨大的贡献，本书的出版就是对他最好的告慰。本书第一、二、五、六章由郑昱新执笔，第四章由顾新丰执笔。